AF474717

Dr RIEU VILLENEUVE

L'ANESTHÉSIE

ET LES ANESTHÉSIQUES USUELS

ÉTHER — CHLOROFORME — COCAÏNE

CHLORURE ET BROMURE D'ÉTHYLE — PROTOXYDE D'AZOTE

(Avec un historique de l'anesthésie.)

« *Divinum est sedare dolorem.* »
HIPPOCRATE.

PARIS
A. MALOINE, ÉDITEUR
RUE DE L'ÉCOLE-DE-MÉDECINE, 25-27

1904

ANESTHÉSIE
LOCALE ET GÉNÉRALE
PAR LE CHLORURE D'ÉTHYLE

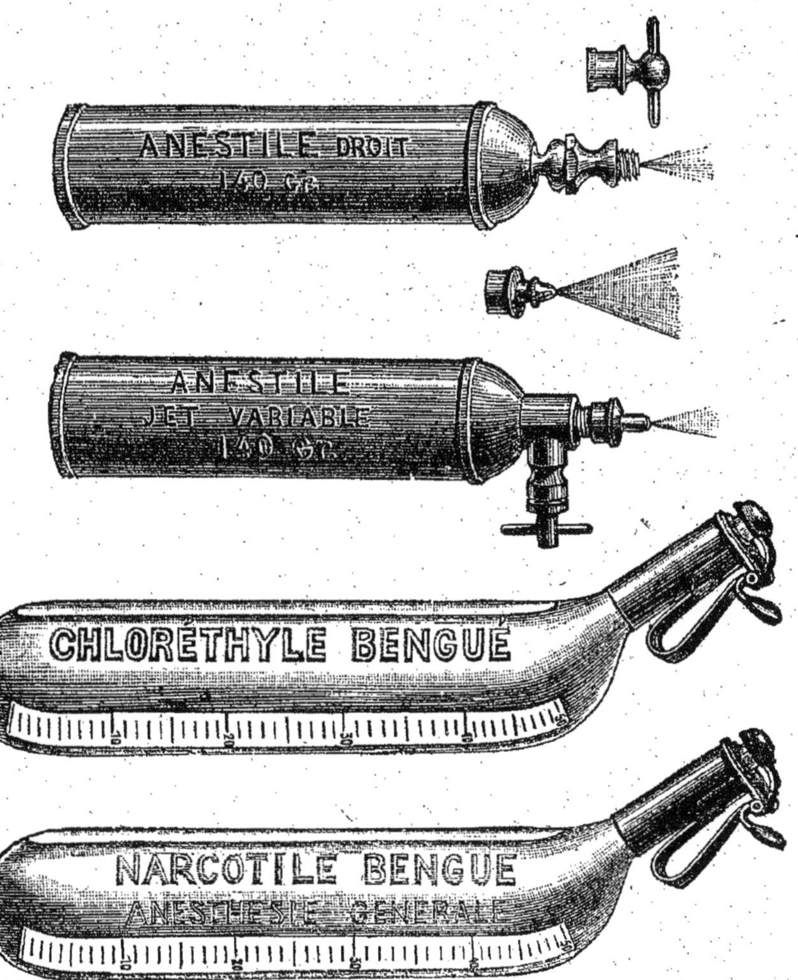

L'ANESTHÉSIE

ET LES

ANESTHÉSIQUES USUELS

Dr RIEU VILLENEUVE

L'ANESTHÉSIE

ET LES ANESTHÉSIQUES USUELS

ÉTHER — CHLOROFORME — COCAÏNE

CHLORURE ET BROMURE D'ÉTHYLE — PROTOXYDE D'AZOTE

(Avec un historique de l'anesthésie)

« *Divinum est sedare dolorem.* »
HIPPOCRATE.

PARIS

A. MALOINE, ÉDITEUR

RUE DE L'ÉCOLE-DE-MÉDECINE, 25-27

1904

AVANT-PROPOS

On objecte trop souvent à celui qui se propose d'écrire sur un sujet déjà traité qu'il n'a aucun des avantages dont jouissent ses prédécesseurs, qu'il est trop tard pour obtenir une primauté, que la médiocrité lui sied mieux qu'une ambition déraisonnable et que ses efforts se perdront dans l'immense production collective.

Cette théorie, si décourageante et si favorable aux usurpations, aux conservantismes des satisfaits, est une théorie pessimiste. « Elle fait entendre la leçon détestable du renoncement. Elle limite aux habitudes la conception de la vie. Elle est destructive de l'ambition [1]. »

Aussi la médecine ne l'admet-elle pas.

Clémenceau écrivait un jour : « C'est le malheur des professeurs, qui, ne tolérant pas la discussion de leurs auditeurs, sont

1. P. Baudin, *Le Journal.*

enclins à croire qu'en toutes choses il leur suffit d'affirmer. » Cette boutade, applicable aux professeurs de théologie, ne saurait convenir à nos Maîtres.

Si, pour les premiers, le *magister dixit* est le suprême argument, pour les seconds, l'affirmation n'a jamais eu la valeur d'une preuve. L'enseignement médical a pour base la libre discussion et la libre recherche. L'hôpital, les revues, la tribune même de l'Académie sont à la disposition de l'élève. Non seulement le maître n'impose pas son avis, mais il appelle la controverse, et celui-là sera d'autant plus estimé qui portera sur un malade un diagnostic judicieux et raisonné, quoiqu'en désaccord avec celui du chef de service.

Toute autre méthode serait dangereuse : au lieu de nous abandonner aux incessantes et impérieuses sollicitations de l'action, nous céderions à nous complaire dans une pitoyable béatitude, délaissant l'originalité qui est le propre des productions sérieuses et durables. S'il nous échappe de connaître quelles conséquences auront nos modestes travaux sur l'œuvre définitive, n'oublions pas que l'histoire n'enregistre pas tous les gestes des individus, mais qu'elle se contente d'éclairer les résultats et de dresser quelquefois avec de simples vestiges le tableau qui servira à notre éducation. « Utiliser l'utile, faire rendre aux choses ce qu'elles recèlent de valeur, accéder aux degrés supérieurs que l'ensemble des hommes échafaude d'une manière continue dans une immense tension d'intelligence, où leur solidarité s'affirme à mesure qu'ils se haussent, plus droite et plus tyrannique[1], » il n'y a pas d'autre programme possible.

. . . .

Bien des livres ont été écrits sur les anesthésies, les journaux de médecine rapportent régulièrement des communications plus concluantes les unes que les autres, chaque Faculté a produit des thèses où, tour à tour, telle ou telle substance est prônée sur la foi d'une statistique trop hâtive et souvent fallacieuse; chacun vante son expérience personnelle qu'il juge supérieure à celle de son

1. P. Baudin, *loc. cit.*

confrère ; aussi ne trouve-t-on pas de conclusions unanimes pouvant tenir lieu de règles. Le praticien en quête d'une certitude devra reposer sa tête sur le « mol oreiller » du doute ou s'en tenir à ses propres observations.

Je n'en veux pour preuve que la phrase de M. Riche qui termina la si brillante discussion sur l'anesthésie à l'Académie de médecine en 1902 : « En somme, » conclut-il, « chacun couche sur ses positions. »

J'entends bien qu'on peut se rallier à l'avis de la majorité, mais on n'aura ainsi qu'une vérité relative, insuffisante en matière scientifique, car la science ne peut se contenter d'à peu près. C'est pourquoi la période des recherches n'est point close et pourquoi nous devons résolument les continuer.

. . . .

Je terminerai cet avant-propos par quelques remarques sur l'exécution de mon travail et sur le plan que j'ai suivi.

Je me suis occupé tout d'abord de l'histoire de l'anesthésie. Ces études historiques semblent avoir pour notre époque un charme spécial. Il nous plaît de retrouver les documents qu'avaient si jalousement gardés jusqu'ici les peuples endormis dans le linceul de l'histoire, de les mettre au grand jour et d'établir ainsi les connaissances de nos ancêtres. On ne m'en voudra pas d'avoir marqué, trop longuement peut-être, les étapes de cette lente évolution du progrès scientifique depuis les temps primitifs jusqu'à nos jours.

En revanche, j'ai brièvement noté les modes de préparation, les propriétés physiques et chimiques des agents anesthésiques actuels ; cela ne me paraissait pas ressortir absolument de mon sujet. Des auteurs plus compétents que moi se sont, d'ailleurs, occupés de ces questions de chimie pure, et je ne pouvais avoir la naïveté de faire dans ce petit opuscule une étude, je ne dis pas comparable à celles de mes prédécesseurs, mais intéressante ou simplement utile à ce point de vue.

Les anesthésiques locaux — la cocaïne exceptée — tels que le gaïacol, l'antipyrine, dont les effets sont trop souvent variables, ont été rapidement traités. J'engage ceux qu'intéresse cette question, s'ils l'étudient dans des traités spéciaux, à prendre garde de partager trop tôt l'enthousiasme des auteurs qui prônent ces substances, la pratique les pourrait désillusionner. L'analgésie par les réfrigérants, notamment par le chlorure d'éthyle (système Bengué), méritait mieux qu'une simple mention, je m'y suis arrêté davantage.

J'ai consacré quelques lignes à peine aux anesthésiques que l'on n'emploie plus en chirurgie : amylène, pental, etc., que des essais désastreux ont fait justement abandonner.

Le protoxyde d'azote, le chlorure et le bromure d'éthyle ont été chacun l'objet d'un chapitre particulier. Si le premier, après avoir suscité l'enthousiasme, voit se restreindre son emploi, les deux autres jouissent, à l'heure actuelle, d'une certaine faveur que les statistiques privées peuvent faire croire méritée.

Je me suis inspiré, pour la rédaction des pages relatives à l'éther et au chloroforme, des travaux les plus récents et notamment des comptes rendus des séances de l'Académie en 1902. J'ai cru devoir passer rapidement sur certains points qui sont connus de tout le monde pour me limiter et ne pas écrire un volume pour chacun de ces anesthésiques.

J'ai, pour éviter le réflexe syncopal primitif, nasal ou laryngé, signalé un procédé qui m'a donné d'excellents résultats, malgré ses inconvénients. Il est basé sur les expériences physiologiques de Paul Bert sur l'accoutumance. Je suis persuadé que sa place est à côté des méthodes trop scientifiques de Laborde, Dastre et Morat, etc., et des méthodes des mélanges, qu'on tend à abandonner de plus en plus.

Rompant avec la tradition classique, je n'ai pas établi de parallèle entre le chloroforme et l'éther; j'expose les raisons qui m'ont conduit à cette omission volontaire.

Je n'ai pas cru devoir, comme on l'a fait jusqu'ici, diviser l'anesthésie en anesthésie chirurgicale et anesthésie obstétricale, et voici pourquoi : certains auteurs ont prétendu que la femme en couches avait vis-à-vis des anesthésiques une tolérance spéciale, une « grâce d'état ». Or, sur trois chloroformisations chez des femmes en travail auxquelles j'ai assisté, deux ont donné des résultats désastreux puisque les patientes sont mortes sous le chloroforme. Je me rappelle la dernière, qui succomba, à la Maternité de Montpellier, à la première goutte de chloroforme, qu'administrait un de mes amis, M. Bousquet, alors interne du service, avec d'infinies précautions.

J'ai conclu de ces deux faits que la « grâce d'état » pouvait bien n'être pas la « grâce efficace », et si je ne condamne pas l'emploi du chloroforme pendant l'accouchement, je ne vois pas de raison pour en faire l'objet d'un chapitre spécial.

On m'objectera peut-être que le « chloroforme à la reine » est devenu une spécialité des anesthésistes accoucheurs, mais je répondrai que M. le professeur Guyon emploie cette méthode sous le nom de « petit chloroforme » pour ses opérés, lorsqu'il s'agit de courtes interventions. Faut-il donc créer une nouvelle division pour les urinaires?

Enfin, j'ai rappelé, à propos de la cocaïne, la technique de la rachicocaïnisation. Ce procédé, sur lequel on avait fondé tant d'espérances, si brusquement tombé en défaveur à la suite de l'intervention de certains journaux politiques[1] dont les prétentions à la critique médicale s'affirment, hélas! quotidiennement, ne doit pas sombrer aussi vite dans l'oubli. Certes, on a eu des accidents regrettables et je me garderai, pour les excuser, de prétendre que la mort a été due à tout autre chose que l'injection intra-rachidienne de cocaïne, mais pourquoi rejeter la méthode sans autre examen et ne pas en poursuivre l'étude? C'est surtout en matière scientifique qu'aucun arrêt n'est sans appel; pour arriver à tracer des indications précises et définitives, il faut avoir passé la période des essais et des tâtonnements. Je suis convaincu que la question sera reprise et qu'elle aboutira. N'a-t-on pas vu, dans l'emploi de la cocaïne comme analgésique local, de multiples accidents avant que M. Reclus ait fait connaître ses travaux et nettement posé les règles de son emploi?

Quelques-uns de mes amis m'ont reproché d'avoir écourté un sujet aussi

1. *Le Journal* (art. de O. Mirbeau) à propos de la communication de Legueu sur deux cas de mort chez des rachicocaïnisés.

important que celui de l'anesthésie. Il m'eût été facile de doubler le nombre des pages qui composent cette étude; il m'en a coûté bien souvent plus de temps à éliminer les inutilités qu'il ne m'en aurait fallu pour les recopier. On voudra donc bien ne pas mesurer sur la grosseur du volume le travail qu'il a pu me coûter.

D'ailleurs, trois raisons ont dicté ma conduite : la première, c'est qu'à l'heure actuelle on ne lit plus guère; la seconde, c'est que je n'ai pas eu la prétention d'écrire un traité ou un ouvrage didactique; la troisième et la plus importante, c'est que je m'adresse à mes confrères dont la haute intellectualité ne saurait se complaire en de fastidieux développements. *Intelligenti pauca*, disaient les Anciens; c'est mon avis et ce sera mon excuse auprès de mes lecteurs, qui me sauront gré de les connaître et de les apprécier.

Je me réjouirai si ces pages, malgré ou à cause de leur médiocre prétention scientifique, peuvent ne pas provoquer chez eux les effets anesthésiques des substances que j'étudie.

Dr RIEU VILLENEUVE.

Paris 1904.

CHAPITRE PREMIER

But de l'anesthésie. Action de l'anesthésique.

Le but de l'anesthésie est de combattre la douleur. — En 1850, dans son *Traité de la méthode anesthésique*, Bouisson, réfutant la théorie de Mojon, de Gênes, sur l'utilité de la douleur, écrivait : « La douleur a constamment fixé l'attention des chirurgiens. On a toujours compris qu'un moyen propre à la prévenir serait un immense progrès dont profiteraient le malade et l'opérateur. » Et, plus loin : « La douleur est une exaltation irrégulière et dangereuse de la sensibilité. L'imagination, qui a plus de part que le jugement dans cette appréciation anticipée des impressions à subir pendant l'opération, va toujours au delà du but, et le tableau que le malade se trace à lui-même des souffrances qu'il redoute constitue déjà le premier trait dont il sent l'aiguillon. »

S'il est vrai, en effet, que la douleur paraissait méprisable aux stoïciens de la trempe de Possidonius et d'Épictète, à certains fanatiques comme les premiers Romains, les Spartiates ou les martyrs des diverses religions que leurs convictions suffisaient à rendre insensibles; s'il est, enfin, incontestable « qu'il faut écorcher certains hommes pour les chatouiller », selon le mot de Montesquieu, nous devons reconnaître que ces cas constituent d'heureuses ou de malheureuses exceptions. L'opinion unanime aujourd'hui est celle qu'a si bien exprimée le professeur Guyon dans une de ses remarquables *Leçons cliniques sur la séméiologie de la douleur.*

« Ce sujet, » dit-il, « a inspiré plus d'une dissertation, mais nous ne sommes pas de ceux auxquels il est permis de soutenir que la douleur n'est pas un mal ou qu'elle est un mal nécessaire. Notre devoir est de *la considérer comme une ennemie et de la combattre.* »

La douleur, en effet, intense et prolongée, épuise l'organisme, ce pendant que l'anesthésique, la supprimant, soustrait cet organisme à l'asthénie dont la douleur est la cause, asthénie plus redoutable que la dépression temporaire des forces nerveuses, produite par l'anesthésie.

M. Guyon rappelle souvent ce qu'il a observé à la période préantiseptique : c'est que les malades opérés sous le chloroforme avaient moins de fièvre que les opérés sans anesthésie.

La douleur est donc bien « l'ennemie ». On comprend que l'importance de sa suppression ait toujours préoccupé les chirurgiens, sollicité leurs efforts, et qu'il n'existe pas de médicament jouissant d'une propriété calmante qui n'ait été utilisé contre elle.

Action de l'anesthésique. — Comment l'anesthésique supprime-t-il la douleur?

Les expériences de Cl. Bernard ont depuis longtemps démontré que c'était en supprimant provisoirement toutes les formes de l'activité vitale. L'action de l'anesthésique est, en effet, universelle. Le cœur de la grenouille détaché du corps, les cils vibratiles, les anguillules de la nielle du blé, les plantes même s'endorment au contact d'une substance anesthésique et perdent leur motilité pour la reprendre lorsque l'éther ou le chloroforme ont été éloignés (Dastre).

Cependant, si les phénomènes caractéristiques de la vitalité sont abolis, ceux qui sont d'ordre physique et chimique, tout ce qui est, dit Cl. Bernard, du domaine des forces mécaniques, résiste à l'action léthargique du poison absorbé.

Voyons comment l'anesthésique supprime l'activité vitale.

Quoiqu'il soit possible de provoquer l'anesthésie par l'introduction dans le sang de l'agent toxique, par la voie intra-veineuse, rectale ou stomacale, la voie pulmonaire est cependant la voie d'élection.

L'anesthésique pénètre dans le sang par le poumon et va toucher les éléments et les tissus de l'économie. « Il n'est, » écrit Dastre, « aucun de ces éléments qui ne soit pour ainsi dire en bordure de quelque canal sanguin et qui ne se trouve mis en présence du poison. »

Il passe dans le sang, selon la loi de Paul Bert, en raison de sa tension dans l'atmosphère respirée. Sa pénétration dépend donc de la composition centésimale du mélange. L'arrêt de la pénétration du chloroforme ou du protoxyde d'azote se fait quand la tension de la vapeur dans le sang est égale à la tension dans l'atmosphère. Il y a donc là un moyen de doser la pénétration de l'anesthésique en même temps que de comprendre les variations qu'elle subit dans la pratique.

L'action des anesthésiques est universelle, mais elle se fait par degrés successifs sur les divers éléments organiques.

C'est sur les éléments nerveux qu'agit d'abord le toxique. Les hémisphères cérébraux perdent leurs fonctions les premiers, la conscience et la sensibilité disparaissent et le sommeil se produit. La continuation de l'anesthésie a son effet sur la moelle conductrice de la sensibilité, puis sur la moelle dans ses fonctions motrices, d'où la résolution musculaire. Enfin, si l'on pousse l'anesthésie à son extrême limite, le bulbe est atteint, qui préside à la respiration et à la circulation, et c'est la mort.

La physiologie démontre, en outre, que le poison exalte les propriétés de l'élément nerveux avant de l'abolir, et cela nous explique l'excitation que l'on note toujours dans la narcose quel que soit l'agent qui la produit.

La première période, avons-nous dit, est celle pendant laquelle l'anesthésique impressionne les hémisphères cérébraux. En vertu de cette loi physiologique que le poison qui abolit les propriétés d'un organe nerveux commence par les exalter, nous aurons une période d'excitation. C'est le délire, le verbiage du début; puis les fonctions cérébrales arrêtées, c'est le sommeil.

La continuation de la narcose a son effet sur la moelle sensitive. Les nerfs sensitifs ne communiqueront plus au cerveau, qui ne peut d'ailleurs les percevoir, les impressions ressenties; la sensibilité à la douleur, puis au contact disparaît, et l'anesthésique atteint déjà la moelle dans sa fonction motrice. L'excitation, en vertu de la loi que nous rappelons plus haut, se produit tout d'abord, ce sont des convulsions, des mouvements désordonnés, puis arrive la détente, la résolution musculaire complète. La vie de relation est éteinte, la vie végétative subsiste seule, gardée par le bulbe et le sympathique.

Si le bulbe est atteint, nous allons voir la période d'excitation se traduire par une accélération de la respiration, tandis que le cœur ralentira ses contractions, car le bulbe est le modérateur du cœur et l'excitateur respiratoire.

Enfin, le bulbe paralysé, le cœur va battre avec une vitesse désordonnée, tandis que la respiration s'arrêtera. C'est l'asphyxie et la mort.

Pour terminer cette question physiologique de l'anesthésie, dans laquelle nous venons de décrire quatre périodes bien distinctes, il importe de remarquer que, sous une influence spéciale, l'ordre des phénomènes anesthésiques peut être renversé, c'est-à-dire que les hémisphères cérébraux ne seront plus les premiers touchés si les noyaux sensitifs ganglionnaires, instruments supérieurs de la sensibilité, ont leur excitabilité exagérée ou que celle du cerveau soit diminuée. Dans ce cas, les noyaux sensitifs sont les premiers atteints par l'anesthésique, c'est l'analgésie qui se produit, c'est-à-dire que la sensibilité a disparu quand la conscience et la volonté existent encore. Cl. Bernard par la morphine, P. Bert par le protoxyde d'azote sous pression, les accoucheurs par le chloroforme à la reine (J. Clark), Guyon par la méthode du « petit chloroforme », ont réalisé cet état. D'aucuns prétendent que c'est là surtout un état de retour, que le cerveau est plus tôt débarrassé de l'anesthésique que la moelle. C'est possible, dans certains cas, mais cela n'explique pas ces phénomènes au début de l'anesthésie.

Si nous voulons pénétrer plus avant dans l'étude de l'action de l'anesthésique sur la substance vivante, nous devons reconnaître que la question est encore loin d'être élucidée. Cl. Bernard, que ce sujet passionnait, a essayé de l'expliquer en étudiant le mode de réaction du protoplasma vis-à-vis de l'agent anesthésique.

Le chloroforme et l'éther agiraient-ils dans l'organisme, sur le protoplasma, en le coagulant comme ils le font *in vitro*? Cette opinion, qui est celle de Cl. Bernard, n'est pas soutenable. Les graisses phosphorées qui constituent en partie le protoplasma sont, en effet, solubles dans l'éther et le chloroforme. Agissent-ils donc par la déshydratation protoplasmique, comme le veut Raphaël Dubois? Mais ce qui peut être vraisemblable pour l'éther ne l'est plus pour le protoxyde d'azote.

Bornons-nous donc à conclure que l'anesthésique agit sur le protoplasma en le « désorganisant mécaniquement, physiquement ou chimiquement », en suspendant, en un mot, ses divers modes d'activité.

Dans ces derniers temps, un physiologiste italien[1], étudiant l'action anesthésique du chlorure d'éthyle sur la substance nerveuse en général et le cerveau en particulier a décrit admirablement ces phénomènes de désorga-

1. Cantaluppo.

nisation. Je ne puis résister au plaisir de résumer en quelques lignes les passages principaux de son travail. Quoique s'appliquant spécialement à l'action chloréthylique, sa description des modifications des cellules nerveuses n'est pas déplacée dans ce chapitre de physiologie générale, car il est probable que les autres agents anesthésiques agissent sur le système nerveux d'une manière analogue. Il n'y a, pour rendre le tableau comparable, qu'à tenir compte de certains phénomènes spéciaux à l'éther ou au chloroforme.

L'anesthésie, dit-il, est déterminée par des modifications fonctionnelles du protoplasma, qui résultent des troubles nutritifs causés par le poison.

Les modifications intéressent, en fait, principalement la disposition de la substance chromatique : tantôt elle se répartit diffusément dans le réseau interchromatique, tantôt elle se groupe dans le noyau ou autour des points de sortie des prolongements protoplasmiques, il y a quelquefois chromatolyse, d'autres fois homogénisation.

On trouve aussi des modifications de la substance interfibrillaire, celle à qui Nissl reconnaît une importance spéciale dans la conduction nerveuse.

Les filaments filiformes de cette substance se présentent en plus petite quantité; il se produit une raréfaction comme avec tous les poisons. Le trouble fonctionnel est donc très avancé, et une plus longue action du poison supprimerait la fonction.

Dans la plupart des prolongements protoplasmiques, nous avons trouvé, dit-il encore, une déformation des ramifications dendritiques sous forme de varicosités et de petits nœuds; c'est donc que la théorie de Demsor (le sommeil produit par la discontinuité des prolongements neuroniens) semble probable.

« Si nous considérons les troubles apportés dans les dendrites par le fait de l'alimentation de la cellule, troubles causés par l'abaissement du tonus vaso-moteur, nous expliquons l'anesthésie par l'action dépressive sur le centre vaso-moteur qui produit une paralysie du centre respiratoire et amène de plus, par suite du vide du sang, une paralysie du cœur. Bien que dans l'anesthésie la quantité de sang n'ait pas été trouvée très diminuée (si réellement l'anémie artérielle n'est pas compensée par un gonflement veineux), on ne peut nier que l'anémie cérébrale causée par l'abaissement du tonus vaso-moteur ait une grande importance. Cette modification de la nutrition de la cellule serait donc causée en partie par une action chimique directe, en partie par une action indirecte (paralysie du centre vaso-moteur). »

« Les cellules de l'écorce cérébrale, par suite de la raréfaction des grains chromatophiles, présentent un coloris pâle. Leur noyau semble un peu dénaturé ou gonflé; même il y a des indices de vacuolisation et de dégénérescence hyaline. Les prolongements protoplasmiques apparaissent modifiés aussi bien dans les fines ramifications dendritiques que dans les tiges protoplasmiques. Ils laissent voir, par places, des gonflements qui les font ressembler à une couronne de roses. »

Dans le cervelet, on constate des modifications des cellules de Purkinje et de celles de la couche granuleuse, pigmentation diffuse et raréfaction des segments chromatophiles.

Dans la moelle, se montrent des indices de vacuolisation dans le noyau et même de dégénérescence hyaline. (Cantaluppo.)

Ces études anatomo-pathologiques si intéressantes nous permettent de comprendre le mécanisme intime de l'anesthésie, mieux que toutes les théories et toutes les hypothèses. Cette action du chlorure d'éthyle, comparable, certainement, à celle de l'éther, du chloroforme ou du bromure d'éthyle, n'avait jamais été aussi minutieusement décrite, et aussi bien comprise. Nous l'avons résumée trop brièvement à notre gré et nous ne saurions trop engager nos lecteurs à lire en entier le travail de l'éminent physiologiste italien; les plus difficiles devront être satisfaits.

CHAPITRE II

Histoire de l'anesthésie.

Il appartenait à notre siècle, qui est celui des grandes recherches historiques et des travaux d'érudition, de tirer du chaos où elles dormaient encore les richesses scientifiques que la médecine a accumulées depuis tant d'années, de choisir dans le nombre prodigieux des faits ceux qui ont le plus de prix, de connaître les tentatives de nos prédécesseurs pour arriver à comprendre la lente évolution qui aboutit pour nous aux merveilleux résultats que nous observons.

Outre l'agrément particulier et l'intérêt que présente une étude historique de l'anesthésie, il m'a paru que je ne pouvais l'omettre sans inconvénients dans ce petit travail.

J'ai eu peut-être le tort de remonter trop loin dans la chronologie, mais, hélas! la souffrance est vieille comme le monde, et notre pauvre humanité a toujours essayé de s'y soustraire. Les premières pages de la Bible, les premiers chants d'Homère, nous apportent la preuve de cette pérennité de la douleur et des tentatives multiples faites pour la combattre.

Je ne veux pas parler ici du sommeil que Dieu aurait envoyé à Adam lors de l'extirpation de sa côte; cette vieille plaisanterie a pu être discutée sérieusement par les scholastiques du Moyen-Age, nous le verrons plus loin, aujourd'hui, il est à peine permis d'en sourire.

Le sommeil de Noé, s'il nous montre l'influence anesthésique du vin, ne peut toutefois être retenu, puisque involontaire. Il donne cependant une indication que nous verrons utilisée plus tard par certains chirurgiens.

Dans Homère, le but et les moyens se précisent. Hélène, pour dissiper les souffrances de Télémaque et de Pisistrate, fils de Nestor, prépare et mêle à leur breuvage une substance merveilleuse, propre à calmer la douleur et la colère et qui fait oublier tous les maux :

φάρμακον... νηπενθής τε ἀκολουθεῖ.

Ce « népenthes », qui a fait couler tant d'encre, cité par tous les auteurs qui ont écrit sur l'anesthésie, n'est, en réalité qu'une épithète accolée à « pharmacon » et sur laquelle il est inutile d'ergoter, car nous ne savons pas de quel calmant il s'agissait.

Dans un autre passage, Homère parle encore d'un médicament pour calmer les noires douleurs :

ἐπιδήσει φάρμακ' ἃ καὶ παύσῃσι μελαινάων ὀδυνάων.

Quel était ce remède? Probablement un narcotique : l'achillée, l'aristoloche ou le rhapontic (Daremberg).

Si nous continuons de consulter la littérature grecque, nous trouvons dans Hérodote[1] un passage curieux sur la coutume qu'avaient les Scythes, après les enterrements, de respirer, pour s'étourdir, des vapeurs de chanvre. « Ils construisent une baraque en fichant par terre trois pieux penchés et en étendant dessus des couvertures de laine très serrées. A l'intérieur est un plat dans lequel ils mettent des pierres chauffées au rouge. Ils entrent alors en rampant sous les couvertures et jettent sur les pierres brûlantes de la graine de chanvre; cela produit aussitôt une fumée et une vapeur que ne sauraient surpasser aucun bain de vapeur grec et plonge les Scythes dans des accès de joie délirante. »

1. Cabanès, *Les premiers âges de l'anesthésie.*

Les peuples orientaux, qui ont précédé de si longtemps les Grecs dans la civilisation, ne paraissent pas avoir possédé de connaissances spéciales en la matière. C'est aussi une préparation de chanvre « ma-yo » que le plus grand médecin de la Chine, Moa-Tho, faisait prendre à ses malades; au bout de quelques instants, ils devenaient aussi insensibles que s'ils eussent été ivres ou morts. « Alors, suivant le cas, il pratiquait des ouvertures, des incisions, des amputations, et enlevait la cause du mal. Au bout de quelques jours, les malades se trouvaient rétablis sans avoir éprouvé, pendant l'opération, la plus légère douleur. »

C'est encore le chanvre que le Vieux de la Montagne donnera plus tard sous le nom de « haschisch » et qui sera utilisé dans les États Barbaresques sous le nom de « bang » (J. Banks).

Ce qu'on raconte de la science des Égyptiens doit se rapporter aux Égyptiens modernes ou aux savants d'Alexandrie du temps des Ptolémées. L'ignorance de leurs prêtres était telle qu'ils ne purent guérir une luxation ou une entorse du cou-de-pied, que s'était donnée Darius, le roi des Perses. Après son accident, il n'avait pu reposer de sept nuits, tant était violente la douleur qu'il ressentait. Démocède, médecin grec, par des remèdes calmants, « ἤπια, qui procurent le sommeil, » parvint à le faire dormir et à calmer ses souffrances.

Chez les Latins, Lucrèce, dans son magnifique poème, cite le *castoreum* comme pouvant anesthésier les femmes au moment de leurs règles. Il parle aussi de l'insensibilité que provoque l'odeur d'un flambeau (?) lorsqu'on vient de l'éteindre.

« L'âpre castoreum assoupit la femme, qui succombe et d'une main défaillante laisse échapper son brillant ouvrage, si l'odeur l'a saisie au moment où elle paie son tribut mensuel.

» Un flambeau nocturne à peine éteint blesse-t-il les narines de ses âcres odeurs, il nous endort aussitôt jusqu'à nous faire tomber.

» Bien d'autres essences portent la langueur dans nos membres et troublent notre âme dans ses profondeurs[1]. »

1. Castoreoque gravi mulier sopita recumbit
Et manibus nitidum tenens opus effluit ei
Tempore eo si odorata est quo menstrua solvit
Nocturnumque recens extinctum lunen ubi acri
Nidore offendit nareis, consopit ibidem
Concidere ..
Multaque præterea languentia membra per artus
Solvunt, atque animam labefactant sedibus intus.

(Lucrèce, *De natura rerum.*)

Je n'ai pas trouvé d'autres descriptions concernant l'anesthésie dans la littérature latine jusqu'à Pline le naturaliste. D'après cet auteur, les Anciens se servaient de la pierre de Memphis, qu'on broyait et qu'on appliquait avec du vinaigre sur les régions que l'on devait brûler ou couper.

Littré pensait que cette pierre était du marbre qui, sous l'action du vinaigre, donnait de l'acide carbonique, mais Pline déclare qu'elle est de la nature des gemmes. « Vocatur et Memphites a loco, *gemmantis naturæ.* Obstupecit ita corpus nec sentit cruciatum.

» Hujus usus conteri et iis qua urenda sint aut seconda ex aceto inlini. » (Pline, *Nat. hist.*)

Pline parle aussi du suc de la mandragore, soporifique à la dose d'un cyathe (i. e. 0[lit],045) et dont l'odeur seule provoquait le sommeil. « Vis somnifera pro viribus bibentium, media potio cyathi unius, bibitur ante sectiones punctionesque ne sentiantur. Ob hæc satis est aliquibus somnum odore quæsisse. »

Dioscoride d'Anazarbe, en Cilicie, prescrivait un cyathe d'une décoction réduite au tiers de racines de mandragore dans du vin, ou encore 1 drachme d'écorces de racines d'une mandragore spéciale, appelée « morion », dans du pain ou un autre aliment, et qui anesthésiait trois ou quatre heures.

Dodonée recommande aussi le vin de mandragore.

Apulée dit : « S'il s'agit de cautériser ou d'amputer un membre, on peut faire boire au patient une infusion d'une demi-once de cette plante dans du vin et l'opérer pendant son sommeil sans qu'il éprouve de douleur ni même de sensation d'aucune sorte. »

Au IVe siècle de notre ère, Oribase, étudiant les médicaments qui engourdissent la sensibilité (ναρκοῖ τὴν αἴσθησιν), les appelle « anodins, ἀνώδυνα », et ce qu'il en dit mérite d'être retenu.

« Les médicaments qu'on appelle simplement *anodins* refroidissent tout le corps, engourdissent les sens, procurent un sommeil profond; il faut même savoir que les membres malades paraissent comme ceux des morts et qu'ils deviennent *insensibles à ce qui cause la douleur*. Beaucoup, par l'usage prolongé de ces médicaments, ont refroidi leurs membres d'une manière irrémédiable, et, s'ils en avaient bu plus longtemps, ils se seraient donné la mort[1]. »

1. Τὰ δὲ λεγόμενα μόνον ἀνώδυνα, ψύχει πᾶν τὸ σῶμα καὶ ναρκοῖ τὴν αἴσθησιν, καταφοράν τὲ ἐργάζεται, καὶ χρὴ γινώσκειν ὡς ὅμοιόν τι νεκρώσει πάσχοντα τὰ μόρια καὶ τῶν ὀδυνώντων αἰτίων ἀναίσθητα γίνεται. Καὶ πολλοὶ τῶν συνεχῶς τὰ τοιαῦτα λαμβανόντων εἰς ἀνίατον ψῦξιν ἤγαγον τὰ μόρια καὶ εἰ βραχεῖ δὲ πλείω ποθεῖν θάνατον ἐπιφέρει. (Oribase, *Euporistes*, III : De la douleur.)

Entre tous ces médicaments « anodins », Oribase retient surtout « l'aneth bouilli dans l'huile. Il apaise la douleur et donne du sommeil, et l'aneth vert encore plus que l'aneth desséché »[1].

Moyen-Age. — De quel anesthésique voulait parler Abélard à propos de l'extirpation, par Dieu, de la côte d'Adam? « Non hunc soporem consuentam et naturalem dormitionem homini credo, sed talem qua redderet hominem ipsum insensibilem, ut ab extractione costæ nullam doloris incurreret passionem, sicut *et medici nonnunquam facere solent his quos incidere volunt.* »

Peut-être avait-il été soumis lui-même à ce mode d'anesthésie lors de son « opération » (?).

Au Moyen-Age, nombreuses sont les substances hypnotiques employées par les chirurgiens.

Nous trouvons dans les écrits de Théodoric de Ravenne deux formules très complexes, dues, paraît-il, au P. Hugues, dominicain provincial de Rome. Elles ont été utilisées par Guy de Chauliac.

Voici la principale : « Prenez de l'opium, du jus de mûre sauvage, de la graine de laitue,

1. Ἄνηθον οὖν ἐναφηψημένον ἐλαίῳ ἀνώδυνον καὶ ὑπνοποίον ὑπάρχει, καὶ μᾶλλον τὸ χλωρὸν τοῦ ξηροῦ.

de la graine de patience à grosse pomme ronde, de chaque ingrédient une once; mélangez le tout dans un bassin de cuivre jaune, puis mettez-y une éponge neuve; faites bouillir, pendant tout le temps que se montre le soleil dans une journée caniculaire, jusqu'à ce que l'éponge ait tout absorbé. Aussi souvent qu'il en sera besoin, placez cette éponge dans l'eau chaude pendant une heure et appliquez-la sur les narines de la personne qui doit être opérée jusqu'à ce qu'elle tombe endormie; ce point obtenu, opérez. »

Comment pouvait agir un pareil mélange?

Plus efficace devait être l'*aqua ardens* dont la préparation est décrite par Albert le Grand (*Liber de mirabilibus mundi*, 1553). Il se produisait sans doute, dans cette distillation de vin généreux mélangé aux plus étranges substances, de l'alcool et des liquides éthérés doués, probablement, de propriétés somnifères. A cette époque, d'ailleurs, on distillait toutes les plantes que l'on trouvait, en particulier les solanées (opium, morelle, ciguë, laitue, etc.), toutes plantes appelées par J. Canappe, médecin de François Ier, *médecines obdormières*.

C'étaient aussi des sucs végétaux qui composaient le « savon » qui avait force de stupéfier les nerfs et qu'absorbaient les sorciers pour supporter la torture. « La personne semble morte, et néanmoins il y en a qu'on endort si bien qu'elles ne se réveillent plus. Celles qui ont été endormies par ces breuvages narcotiques n'ont aucune mémoire de choses quelconques. » *(Démonomanie des sorciers.)*

Shakspeare a fait maintes fois allusion à la vertu soporifique de la mandragore et d'autres breuvages *(Roméo et Juliette, Cymbeline)*.

Bulleyn, vers 1579, prétend que l'on peut anesthésier les malades, pour de grandes opérations, avec la mandragore; il décrit même le sommeil obtenu.

Middleton, dans sa tragédie *Women beware Women*, fait dire à un de ses personnages : « I'll imitate the pities of old surgeous to this lost limb who, ere theyshow their art, cast one asleep, then cut the deseased part[1]. »

Dans la dixième nouvelle de la quatrième journée de son *Décaméron,* Boccace, au XIVe siècle, parle d'un chirurgien de Salerne, Mazzeo della Montagna, qui préparait par distillation une certaine eau qu'il faisait boire

1. J'imiterai, à l'égard de ce membre perdu, la pitié des vieux chirurgiens, qui, avant d'opérer, endorment le patient, puis coupent la partie malade. (Cité par Cabanès, le *Janus,* 1898.)

aux malades pour les endormir avant de les opérer. « Stillare una acqua la quale l'avesse bevendola, tanto a far dormire quanto esso avissava di dover le pater penare a curare. »

D'aucuns prétendent qu'il s'agissait de l'« aqua toffana ». (?)

B. Porta, dans sa *Magie naturelle* (1608), citant divers anesthésiques, parle aussi de la pomme somnifère, composée de mandragore, d'opium, etc., dont l'odeur suffit pour endormir. Il nomme encore d'autres plantes somnifères et conclut que « ces choses sont évidentes pour un médecin capable et obscures pour un mauvais médecin ».

La mandragore, dont parle Lemmius en 1660 (ce botaniste prétend avoir été endormi par l'odeur des pommes de mandragore, n'était-ce pas plutôt par ses études?), n'est plus employée du temps d'Ambroise Paré.

Signalons, en passant, qu'un médecin de Toulouse, le Dr Dauriol, l'a recommandée vers 1830.

Au XVIIe siècle, la correspondance de Guy Patin[1] nous révèle l'existence d'un opérateur

1. Je croyais être le premier à rapporter cette anecdote, mais elle a été déjà racontée longuement par le Dr Eloy dans un journal de médecine.

qui anesthésiait ses malades. L'histoire vaut la peine d'être contée.

Le doyen de l'Université de Paris, à l'influence duquel avaient fait appel ses confrères champenois, intervient contre un certain Nicolas Bailly, chirurgien de l'ordre de Saint-Côme, qui donnait de son chef, aux malades, des remèdes internes pour les endormir et apaiser la sensibilité à la douleur dans les opérations. Il commence par le traiter d'apothicaire, et l'on sait tout le mépris qu'avait Guy Patin pour ces « fricasseurs d'Arabie, ces coïons d'apothicaires ». « Si le vôtre, » dit-il à son confrère, « donne des pilules narcotiques, il pourra bien y être attrapé. Ce grain somnifère de votre chirurgien ne serait-il pas la même chose que donne votre M. Le Fèvre qui en donna au cardinal de Richelieu la veille de sa mort. Plût à Dieu qu'il lui en eût donné vingt ans plus tôt! Quoi qu'il en soit, ce n'est pas grand'chose qu'un somnifère, c'est un poison qui, enfin, tuera quelqu'un. »

En suivant le compte rendu du procès intenté à Bailly, on voit comment celui-ci présente sa défense : « Ayant reconnu, » dit-il, « qu'en grandes opérations, amputations de membres, contre-ouvertures, cautérisations actuelle et potentielle, bien souvent les malades échappaient à son art faute de dormir, il s'était étudié dans les secrets de la nature et enfin avait trouvé un cordial ou essence merveilleuse qui endormait gracieusement les malades et apaisait la sensibilité à la douleur. »

Bien entendu, Bailly fut condamné et n'en continua pas moins l'exercice de sa profession lucrative.

Depuis cette époque jusqu'à la fin du XVIIIe siècle, nous ne trouvons rien à mentionner d'intéressant en fait de tentatives anesthésiques.

En 1781, l'opium fut employé, à la Charité, par Sassard.

En 1837, Liégeard, de Caen, utilise, pour l'anesthésie locale, la compression circulaire du membre sur une large étendue.

Jaboulay, de Lyon, a rapporté, ces temps derniers, un succès par cette méthode.

D'autres, comme James Moore, comprimaient seulement le tronc nerveux. Certains, enfin, comprimaient les tissus de telle manière qu'ils eurent quelquefois la gangrène du membre ou de la paralysie.

Lorsque Larrey fit part de ses constatations

à la bataille d'Eylau sur le peu de sensibilité que présentent les blessés engourdis par le froid, Arnold et Velpeau combinèrent les mélanges réfrigérants qu'ils appliquaient sur la région à opérer.

L'ivresse alcoolique, on le savait depuis longtemps, atténuait la sensibilité; on eut l'idée de l'utiliser dans quelques cas, mais les résultats furent peu probants, très variables d'abord et dangereux ensuite à cause des congestions provoquées par l'alcool.

Dupuytren et ses confrères utilisèrent, pour leurs grandes opérations, les moyens violents physiques ou moraux qui « sidéraient » le patient. Tout le monde connaît l'histoire de cette malade chez qui il ne pouvait réduire une luxation de l'épaule. « Madame, » lui dit-il, « votre fils m'a dit que vous vous adonniez au vin. » La patiente, qui ne buvait que de l'eau, fut tellement émotionnée qu'elle fut un instant sans résistance et la luxation fut réduite.

L'insensibilité que provoque le somnambulisme et qu'emploient les Indiens depuis si longtemps, fut utilisée vers 1784, à l'époque où le mesmérisme était en grande vogue. Condamnée par l'Académie, cette méthode tombait dans l'oubli lorsque Cloquet, en 1829, enleva un sein cancéreux, sans douleur, chez une hypnotisée. Les discussions d'antan recommencèrent, les polémiques furent vives, et Cloquet dut se résigner à limiter là le champ de ses expériences.

Dix ans après, Oudet, puis Ward en 1842, Loysel en 1845, opérèrent des sujets endormis du sommeil magnétique.

En 1859, Velpeau fit une communication encourageante à ce sujet à l'Académie des sciences, et, dès lors, tous les chirurgiens voulurent l'employer. Malheureusement, les insuccès survinrent; on comprit qu'on allait au hasard des tâtonnements, et l'engouement fit bientôt place à l'indifférence.

Pendant ce temps, des publications sérieuses et documentées avaient paru. Des anesthésiques d'un effet sûr avaient été découverts; on avait tracé les premières règles de leur emploi, on étudiait leurs propriétés physiques et chimiques, leur mode d'action sur les animaux et sur l'homme, en un mot, ils entraient dans la thérapeutique courante et tous les praticiens allaient les adopter. C'étaient le protoxyde d'azote, l'éther, le chloroforme. Plus tard, on découvre la cocaïne, qui, si elle n'est pas un véritable anesthésique, est un analgésique des plus sûrs.

Dès lors, la parole de Velpeau n'est plus vraie : « Instrument tranchant et douleur sont deux mots dont il faut admettre l'association, » disait-il au début des recherches sur les anesthésiques ; il fut le premier à reconnaître son erreur et à conseiller l'anesthésie.

L'histoire de la découverte des grands anesthésiques est toujours d'actualité.

On m'excusera de la raconter brièvement.

Découverte du protoxyde d'azote. — En 1798, Humphry Davy fut chargé de la préparation des gaz à l'Institution pneumatique de Beddoes. Ayant un jour obtenu du protoxyde d'azote que Priestley venait de découvrir, il en étudie les propriétés et ne tarde pas à constater l'effet de cet agent sur le système nerveux, l'hilarité d'abord, l'insensibilité ensuite, que provoquent quelques inhalations. Après l'avoir expérimenté sur lui-même, il tire de ses essais des conclusions montrant bien qu'il avait compris quel parti on pouvait tirer de ce précieux agent.

« Ce gaz, » dit-il, « par sa puissante action, paraît de nature à neutraliser la douleur physique ; il est probable qu'on peut l'employer avec avantage dans les opérations qui n'entraînent pas une grande effusion de sang. »

Voici comment il raconte sa première expérience sur lui-même.

« Dans la nuit du 5 mai, je m'étais promené pendant une heure dans les prairies de l'Avon; un brillant clair de lune rendait ce moment délicieux et mon esprit était livré aux émotions les plus douces. C'est alors que je respirai le gaz. J'éprouvai d'abord une sensation de plaisir physique toute locale, limitée aux lèvres et aux parties voisines. Successivement, elle se répandit dans tout le corps et elle atteignit bientôt un tel degré d'intensité qu'elle absorba mon existence. Je perdis tout sentiment. Toute la nuit qui suivit, j'eus des rêves pleins de vivacité et de charme, et je m'éveillai, le matin, en proie à une énergie inquiète, à un irrésistible besoin d'agir que j'ai fréquemment éprouvé dans le cours de semblables expériences. »

Pictet, de Genève, qui l'essaie après lui, éprouve des sensations analogues. Il croyait, dit-il, « quitter ce monde et s'élancer dans l'empyrée. » « Je tombai ensuite, » ajoute-t-il, « dans un état de calme approchant de la langueur, mais extrêmement agréable; en peu de minutes, je revins à l'état tout à fait naturel. »

Denis Papin en aurait aussi connu les propriétés, si l'on en croit certains auteurs.

Ces premières tentatives, faites sur de trop vagues indications, furent malheureusement peu concluantes à cause de l'impureté du gaz employé.

En 1818, Faraday *(Quaterly Journal of science)* parle de ces effets du protoxyde d'azote et les compare à ceux de l'éther.

Hickmann, en 1828, écrit à Charles X pour lui annoncer la possibilité d'éviter la douleur dans les opérations par l'inhalation de certains gaz, mais cette communication ne reçut pas un avis favorable. Le manuscrit d'Hickmann ayant été égaré, nous ne savons pas de quelle substance il était question.

Les choses en étaient là lorsque, en 1844, H. Wells, dentiste à Hartford, observe, à une conférence de chimie du Dr Colton, les effets anesthésiques du protoxyde d'azote. « Un des assistants, » raconte Auvard dans son *Traité de l'anesthésie*, « M. Cooley, ayant été mis sous l'influence du gaz hilarant, présenta une excitation considérable, pendant laquelle il se livra à des gestes désordonnés. Au cours de ses mouvements et de ses évolutions, il se blessa les jambes en se heurtant contre les bancs.

Lorsqu'il fut éveillé, il affirma n'avoir ressenti aucune douleur, quoique le sang coulât abondamment de ses blessures. »

Après avoir mûrement réfléchi à ce fait étrange, Wells se fait extraire une dent par Rigg, après avoir, au préalable, inhalé du protoxyde d'azote. Le résultat fut merveilleux, et Wells, réveillé, s'écrie avec enthousiasme : « Voici une ère nouvelle dans l'art du dentiste ! »

Il répète treize fois cette expérience à Hartford et toujours avec un plein succès.

Il part alors pour Boston faire connaître son procédé. Il rencontre, là-bas, Morton, qui devait devenir son élève, et lui fait part de sa découverte en le priant de lui fournir les moyens de faire une expérience publique.

Celui-ci le présente à Hayward, qui n'avait pas d'opération immédiate à faire. Il va alors chez Warrens, qui lui dit : « Mes élèves se réunissent ce soir à l'hôpital pour respirer de l'éther, je leur ferai part de votre proposition. Préparez votre gaz, allez à l'amphithéâtre, nous essaierons sur un malade auquel on doit arracher une dent. »

Le soir venu, H. Wells donne au patient du protoxyde d'azote, mais, hélas ! le résultat ne correspondit pas à son attente, l'opéré poussa un cri de douleur et le malheureux inventeur, raillé par les assistants, dut se retirer sous les huées.

Cette déconvenue affecta tellement son esprit qu'il laissa tous ses appareils à Morton et revint en Angleterre pour y exercer la profession d'empailleur. Peu après, il tomba malade et devint fou. « Quatre ans plus tard, le 14 janvier 1848, il se donnait la mort en s'ouvrant les veines aux quatre membres et en respirant de l'éther sulfurique jusqu'à la perte de connaissance. » (Auvard et Caubet.)

Découverte de l'éther[1]. — Vers cette époque, Morton avait été l'élève de Wells. Lui a-t-il volé, comme le prétendent certains auteurs, sa découverte des propriétés anesthésiques de l'éther, ou bien Jackson, qui revenait de Cambridge, les lui a-t-il fait connaître?

A cette époque, « les élèves de chimie dans les cours publics, les apprentis dans les laboratoires de pharmacie, étaient dans l'habitude de respirer des vapeurs d'éther comme objet d'amusement ou pour se procurer cette ivresse

1. Le Dr Cabanès, dans le *Janus* (1898), a rapporté avec son talent habituel cette histoire de la découverte des propriétés anesthésiques de l'éther. Je recommande la lecture de son travail, auquel j'ai fait de fréquents emprunts pour cette partie.

de nature si spéciale qui résultait de l'inspiration du protoxyde d'azote. La tradition qui confirme cette pratique est encore vivante en Angleterre et aux États-Unis. » (Figuier.)

C'est en se basant sur ces faits que Jackson avait fait sur lui-même sa première expérience, et voici la lettre qu'il avait écrite à son ami le Dr Abott :

« L'expérience qui me fit conclure que l'éther produisait l'insensibilité fut faite de la façon suivante: Je pris une bouteille d'éther purifié que j'avais dans mon laboratoire, j'allai dans mon cabinet, je versai de cet éther sur un morceau de linge, et, l'ayant pressé, je m'assis sur une berceuse. Ayant appuyé ma tête sur la berceuse, je posai mes pieds sur une chaise, de manière à être dans une position fixe; je plaçai alors le morceau de toile sur ma bouche et sous mes narines, et je commençai à respirer l'éther. Les effets que je ressentis d'abord furent de la toux, puis de la fraîcheur suivie de chaleur. Il me vint bientôt de la douleur à la tête et dans la poitrine, des envies de rire et du vertige. Mes pieds et mes jambes étaient engourdis et insensibles; il me semblait que je flottais dans l'air; je ne sentais plus la berceuse où j'étais assis. Je me trouvais, pendant un temps que je ne puis définir, dans un état de rêverie et d'insensibilité. Lorsque je revins, j'avais toujours du vertige, mais point envie de me mouvoir. La toile qui contenait l'éther était tombée dans ma bouche. Je n'avais plus de douleur dans la poitrine ni dans la gorge, mais je ressentis bientôt un trouble inexprimable dans tout le corps ; le mal de gorge et de poitrine revint avec moins d'intensité qu'avant. Comme je ne m'étais plus aperçu de la douleur ni des objets extérieurs peu de temps après que j'eus perdu connaissance, je conclus que la paralysie des nerfs de la sensibilité serait si grande, tant que durerait cet état, que l'on pourrait opérer un malade soumis à l'influence de l'éther sans qu'il ressentît la moindre douleur. Je prescrivis l'emploi de l'éther, persuadé que l'expérience serait couronnée de succès (1842). »

Il est donc incontestable que Jackson connaissait les propriétés de l'éther et en concevait les applications dès cette époque. Cependant il ne l'expérimenta pas, et la gloire de la première éthérisation devait revenir à Morton.

Celui-ci, qui avait, à plusieurs reprises,

respiré de l'éther sans parvenir à s'insensibiliser, et qui allait renoncer à ses essais, revint à cette étude après une conversation avec Spear, en 1846. Ce dernier, habitué aux inhalations d'éther à Lexington, lui en ayant décrit les effets, Morton reprit ses expériences sur des chiens d'abord, sur lui-même ensuite, enfin sur ses élèves; il n'éprouva que des insuccès.

Vexé, mais non découragé, il s'adresse alors à Jackson pour avoir des renseignements plus sérieux et plus scientifiques, mais il a le soin de dissimuler son projet.

Il demande à Jackson un sac pour administrer de l'air atmosphérique ou *autre chose* à une dame, afin de calmer ses craintes pour arracher une dent.

« Je veux, » dit-il, « faire de l'effet sur son imagination, comme on raconte que l'on agissait pour les condamnés à mort sur les membres de qui on faisait couler de l'eau chaude. »

« Prenez garde, » lui dit Jackson, « Cette épreuve échouera et vous en serez ridicule, je préférerais que vous ne tentiez pas cette expérience de peur qu'on ne vous croie « *greater humbung*, » plus grand blagueur que Wells. »

« Alors, » répond Morton, « je lui donnerai de l'éther. »

« Vous ferez bien, » dit Jackson. « Il faut le verser sur un drap et l'appliquer à sa bouche ou à son nez... Vous en trouverez de parfaitement rectifié chez Burnett. »

« Je partis, » ajoute Morton; « j'achetai de l'éther chez Burnett et, m'enfermant dans mon cabinet, sur le fauteuil d'opération, je respirai l'éther versé sur mon mouchoir; je regardai ma montre; je perdis bientôt connaissance. En revenant à moi, je sentis de l'engourdissement dans mes jambes, avec une sensation semblable à celle d'un cauchemar. J'aurais donné le monde entier pour que quelqu'un vînt me réveiller; je crus un instant que j'allais mourir dans cet état et que le monde ne ferait que prendre en pitié ou tourner en ridicule ma folie. A la fin, je sentis un léger chatouillement du sang à l'extrémité de mon doigt et je m'efforçai de le toucher avec le pouce, mais sans succès. Un deuxième effort m'amena à le toucher, mais sans éprouver aucune sensation. Peu à peu je me trouvai solide sur mes jambes et je me sentis revenu entièrement à moi. Je regardai de nouveau à ma montre et je calculai que j'étais demeuré insensible l'espace de huit minutes. Enchanté du résultat de cette expérience, j'annonçai immédiatement mon succès aux personnes employées chez moi, et j'attendis impatiemment que quelqu'un voulùt bien se prêter à une épreuve complète. Dans la soirée, un homme, demeurant à Boston, se présenta chez moi ; il souffrait beaucoup et demandait l'extraction d'une dent. Il redoutait l'opération et voulait être magnétisé; je lui dis que j'avais quelque chose de mieux que cela, et, saturant d'éther mon mouchoir, je le lui fis inhaler; il perdit connaissance presque immédiatement. Il faisait nuit. Le docteur Hayden tint la lampe pendant que je procédais à l'extraction d'une dent barrée qui tenait par de fortes racines. Il n'y eut pas beaucoup d'altération dans le pouls et aucun relâchement dans les muscles. Revenu à lui au bout d'une minute, il ne savait rien de ce qu'on lui avait fait. Il resta quelque temps à causer de l'expérience, et je lui fis signer un certificat. C'était le 30 septembre 1846. Je considère cette opération comme étant la première démonstration de ce fait nouveau dans la science. Je ne sache pas que personne puisse citer une démonstration antérieure à cette date. Si quelqu'un peut le faire, je suis tout prêt à lui céder la priorité en matière de temps. »

Quelques jours après, le 14 octobre 1846, à l'hôpital du Massachusetts, Morton endormit le premier malade sur lequel fut faite une grande opération chirurgicale. Le résultat fut splendide. Le malade, interrogé au réveil, déclara qu'il n'avait rien senti.

« On se figurera, » dit Morton, « ce que j'éprouvai mieux que je ne saurais le dire; je fus invité à administrer l'éther le lendemain dans une opération sur une tumeur. L'opération fut pratiquée avec succès par Hayward. »

Les jours suivants, d'autres opérations suivirent en divers hôpitaux. Morton prit alors un brevet pour sa découverte, qu'il voulait tenir secrète. Il appelait son anesthésique « léthéon ». Hayward et Warrens le décidèrent cependant à faire connaître son procédé.

Et, le 18 janvier 1847, une note fut communiquée à l'Académie des sciences sur l'anesthésie par l'éther.

« On peut respirer très commodément cette vapeur, en plongeant une grande éponge dans l'éther, la plaçant dans un tube conique court ou en entonnoir, et aspirant l'air atmosphérique dans les poumons à travers l'éponge saturée d'éther... Au bout de quelques minutes, le malade tombe dans un état de sommeil très particulier et peut être soumis à toutes les opérations chirurgicales sans éprouver aucune douleur, son pouls devient un peu plus rapide et ses yeux brillent comme par l'effet d'un état particulier d'excitation. En se réveillant au bout de quelques minutes, il dira qu'il a dormi ou qu'il a rêvé.

» Pour l'administration de la vapeur d'éther, il est important d'en avoir un grand volume de manière à ce qu'elle puisse être respirée librement et produire promptement son effet, parce qu'on évite ainsi toute sensation désagréable, mais il n'y a aucun danger à craindre d'une inhalation prolongée, pourvu que l'air soit lui-même admis convenablement.

» Dans les opérations prolongées, on pourrait appliquer les vapeurs d'éther plusieurs fois à des intervalles convenables, de manière à tenir le malade endormi. »

Telle fut l'origine de cette méthode anesthésique, qui, peu de temps après, devenait universelle. Sans doute, Jackson y avait une part; le premier, il avait remarqué des effets d'insensibilité; ce fut lui qui encouragea Morton dans cette voie et qui lui donna de précieux renseignements sur l'éther, lui recommandant d'employer un produit parfaitement rectifié *(hiably rectified ether)*. Mais il ne prévoyait comme résultat que la stupéfaction, qui rendait le patient incapable de résistance, sans apercevoir toute la portée de cette découverte. Ceci résulte de la conversation qu'il eut avec Caleb Eddy, le 20 octobre 1846 : « Docteur Jackson, » lui dit Eddy, « saviez-vous à cette époque qu'une personne ayant inhalé de l'éther et étant endormie, on pouvait entamer sa chair avec un couteau sans qu'elle ressentît aucune douleur? — Non, » répondit Jackson, « et Morton non plus; c'est un étourdi de faire ce qu'il fait; il pourrait bien arriver qu'il tuât quelqu'un. »

Cependant plusieurs faits prouvent que la notion des effets stupéfiants de l'éther, bien qu'imparfaitement établie, existait dans la science. Dans les traités de matière médicale, cette propriété est attribuée à l'éther administré à haute dose, et dans les ouvrages de toxicologie (Orfila et Christison), le fait de l'insensibilité est indiqué chez les animaux soumis à l'action de cette substance.

Dans le *Dictionnaire universel de matière médicale et thérapeutique*, paru en 1831, Debut indiquait déjà le mode d'aspiration de l'éther. Dans le *Dictionnaire des sciences médicales*, Nystens en parle aussi.

Déjà, en 1798, Richard Pearson, de Birmingham, le faisait inhaler dans les maladies de poitrine. Beddoes, en 1795, fit connaître une observation de Thornton, qui avait conseillé l'inhalation de l'éther pour une affection de poitrine. Le malade fut délivré de l'oppression et de la douleur, mais, dit Thornton, « il s'évanouit. » Woolcombe, de Plymouth, l'essaya et obtint des résultats analogues.

En tout cas, Faraday, dans le *Quaterly Journal of sciences*, en 1818, montre qu'il connaissait les propriétés anesthésiques de l'éther puisqu'il les compare à celles du protoxyde d'azote.

Parnely en 1840, Long en 1842, auraient aussi parlé de l'éther.

En 1847, le 11 janvier, Malgaigne l'expérimente à Saint-Louis pour la première fois, puis Velpeau, Cloquet, Jobert deviennent ses partisans.

Désormais, l'éthérisation continue sa « marche triomphale »; des poètes le chantent en vers d'un goût douteux, les fabricants d'instruments de chirurgie, après quelques tâtonnements, construisent des appareils plus commodes que le tube de Jackson, et, la méthode se perfectionnant, l'anesthésie par l'éther est acquise définitivement à la chirurgie.

Découverte du chloroforme. — Le chloroforme avait été découvert par Soubeiran, qui n'en avait pas reconnu les propriétés anesthésiques. Le 8 mars 1847, Flourens annonça qu'il avait provoqué avec cette substance l'insensibilité complète chez les animaux. « Si l'éther, » dit-il en expliquant sa découverte, « est un agent merveilleux et terrible, le chloroforme est plus merveilleux et plus terrible encore. »

Un Anglais, Bell, l'expérimenta aussitôt et réussit.

Simpson, qui avait d'abord employé l'éther, essaya le chloroforme sur lui et sur deux de ses amis, puis, satisfait, étendit le champ de ses expériences, qui ne tardèrent pas à l'imposer et à le faire entrer dans la pratique.

D'après les travaux de sir Robert Christison, ce serait Furnell, un médecin de l'armée des Indes, qui aurait découvert le premier les propriétés anesthésiques du chloroforme, mais il n'y a pas eu de réclamation de priorité.

Adopté en France par Malgaigne tout d'abord, le nouvel anesthésique provoqua quelques cas de mort qui suscitèrent une violente polémique. Malgaigne, le 31 décembre 1848, le défendit et mit les morts sur le compte des appareils, en contestant l'asphyxie. Sédillot, Blandin, Guérin croyaient à la syncope chloroformique.

Aujourd'hui, le chloroforme est universellement adopté, sauf par quelques chirurgiens, notamment ceux de l'École de Lyon. Grâce à une pureté plus grande du produit, à certaines précautions indispensables que l'on connaît, on est arrivé à l'administrer *presque sans danger*. Je dis « presque », car il faut toujours se souvenir, pendant une anesthésie, des paroles du professeur Guyon : « L'anesthésie, » dit-il, « ne peut pas être exempte de dangers. Elle est constituée par la suppression partielle de l'action de la cellule nerveuse et n'est séparée de la suppression totale que par une limite étroite. » Nous verrons, au chapitre du chloroforme, comment cette question des dangers du chloroforme a été traitée à l'Académie de médecine en 1902, et à quelles conclusions on est arrivé.

En 1849, fut expérimenté le bromure d'éthyle par Nunneley, de Leeds, et par Robin en 1851.

Quelques chirurgiens l'emploient encore, notamment Térillon ; mais, en général, il n'est guère utilisé seul ou seulement pour les opérations très courtes.

Le chlorure d'éthyle, que préconisent à nouveau certains chirurgiens, notamment le Dr Malherbe, qui a publié sur cet anesthésique une excellente étude, fut recommandé par Heyfelder, professeur à Erlangen, et employé à la clinique du professeur von Hacker à Innsbrück.

En 1856, on s'enthousiasma, sur la foi de Snow, en Angleterre, et de Giraldès, en France, pour l'amylène. Mais ce produit, très cher, d'une odeur insupportable, donna des résultats désastreux entre les mains mêmes de Snow, et il fut abandonné avec juste raison.

Hodges avait expérimenté à Boston, en 1850, le kérosolène, produit de la distillation du charbon de terre. Il produisait une telle dépression sur l'organisme que l'on y renonça.

Enfin, l'acide carbonique, l'oxyde de carbone, les éthers acétique, formique, nitreux, le nitrate d'éthyle, si dangereux, le formométhylol — j'en passe et de plus mauvais — s'en allèrent rejoindre dans l'oubli les anesthésiques tirés des hydrocarbures.

Lambert, d'Édimbourg, et Gerton, de Cunha, donnèrent le chloral, qu'employa aussi Bourdon à la Charité avec assez de succès.

L'antipyrine, le gaïacol et, enfin, la cocaïne ont été également utilisés, mais ce sont des analgésiques. L'antipyrine, découverte en 1882 par Knorr, fut employée par Queirel à Marseille. Brick, Vigneron, Pousson l'utilisèrent contre les cystites douloureuses. Le gaïacol, principe actif de la créosote, fut introduit dans la thérapeutique par Sahli, de Berne, puis adopté par Labadie-Lagrave. On s'en sert encore pour les interventions sur l'urètre.

La cocaïne, expérimentée en 1880 par von Arep, par Laborde en 1881, après le rapport de Karl Köller, de Vienne, employée par Polk en Amérique et Doléris en France, provoqua, dès son apparition, un enthousiasme que l'irrégularité de son action et de graves accidents n'ont pas tardé à amoindrir.

Cependant les admirables travaux de Reclus et les discussions récentes que souleva la rachicocaïnisation nous ont appris les principales règles de son emploi, ses dangers, et, comme le dit si bien Guyon, « si nous ne sommes pas assurés d'atténuer la douleur, nous avons au moins la certitude de ne pas exposer la vie de nos malades ou de nos opérés. »

Citons en outre, pour paraître au courant, l'eucaïne, la tropacocaïne, la gelsemine, sur les mérites desquelles on discute encore ; l'électricité[1], la grande inconnue, qui peut-être remplacera plus tard toute la pharmacopée anesthésique actuelle, et enfin le radium, auquel le Dr Darier[2] aurait reconnu des propriétés analgésiantes remarquables.

Certains chirurgiens inventifs ont essayé diverses méthodes de mélanges ou de combinaisons d'anesthésiques qui leur ont donné, mais à eux seuls, d'excellents résultats. Ces combinaisons, chères à leurs procréateurs, ne semblent pas devoir être adoptées, n'ayant pas eu de meilleurs effets que les anesthésiques employés isolément.

1. J'ai demandé à plusieurs de mes confrères qui s'occupent d'électrothérapie ce que valaient les résultats obtenus actuellement par l'emploi méthodique de l'électricité comme anesthésique. L'avis à peu près unanime est qu'on n'a noté jusqu'ici que des effet sédatifs et que l'anesthésie que certains prétendent provoquer avec les courants de haute fréquence, si elle est réelle, ne se produit que bien rarement. Je laisse à de plus compétents le soin d'étudier la question.

2. Acad. Méd., 16 fév. 1904.

CHAPITRE III

Anesthésie locale.

L'anesthésie locale est celle qu'on circonscrit à une région par l'application directe des agents anesthésiques.

Les procédés anciens utilisaient la compression (voir l'historique) et l'application de mélanges réfrigérants. C'est James Arnott qui le premier, en 1845, employa un mélange de glace et de sel marin. Gosselin perfectionna la technique rudimentaire indiquée par Arnott en conseillant d'introduire dans un petit sac poreux de mousseline la glace pilée et le sel par cuillerées alternatives. On applique le sac ainsi préparé sur la surface à insensibiliser en ayant soin de protéger avec de l'ouate les parties voisines. Le malade éprouve une sensation de froid, suivi d'engourdissement. Au bout de deux à trois minutes, la peau est blanche, l'analgésie complète : il faut opérer.

Ce procédé est infidèle et dangereux; il faut

surveiller attentivement l'action du mélange réfrigérant, car on risque de dépasser les limites de l'anesthésie et de déterminer de la gangrène.

D'autres méthodes de réfrigération sont plus couramment employées et avec juste raison. L'éthérisation locale, d'abord, qui consiste à projeter de l'éther sur la peau avec l'appareil de Richardson ou de Lesser. La sensation provoquée est très variable, assez douloureuse en général. Il faut souvent dix à quinze minutes avant d'obtenir l'insensibilité, quelquefois davantage; parfois même elle est incomplète si l'éther est mal rectifié, si le tégument est très enflammé, etc. En piquant ou incisant la peau (procédé de Letemandi et Cardenal), on hâte l'anesthésie.

Les tubes de l'appareil de Richardson s'obturent facilement si on ne les nettoie pas et si l'éther tient en suspension des matières étrangères; ils sont alors difficiles à désobstruer en raison de leur calibre et de leur coudure.

C'est pour remédier à ces inconvénients et aussi à la variabilité des effets de l'éther que Redard, de Genève, préconisa le chlorure d'éthyle.

En 1890, Gilliard le mit dans le commerce.

Il le vendait renfermé dans des tubes de verre scellés à la lampe.

En 1891, Bengué arma les flacons de verre d'une fermeture métallique. En 1893,

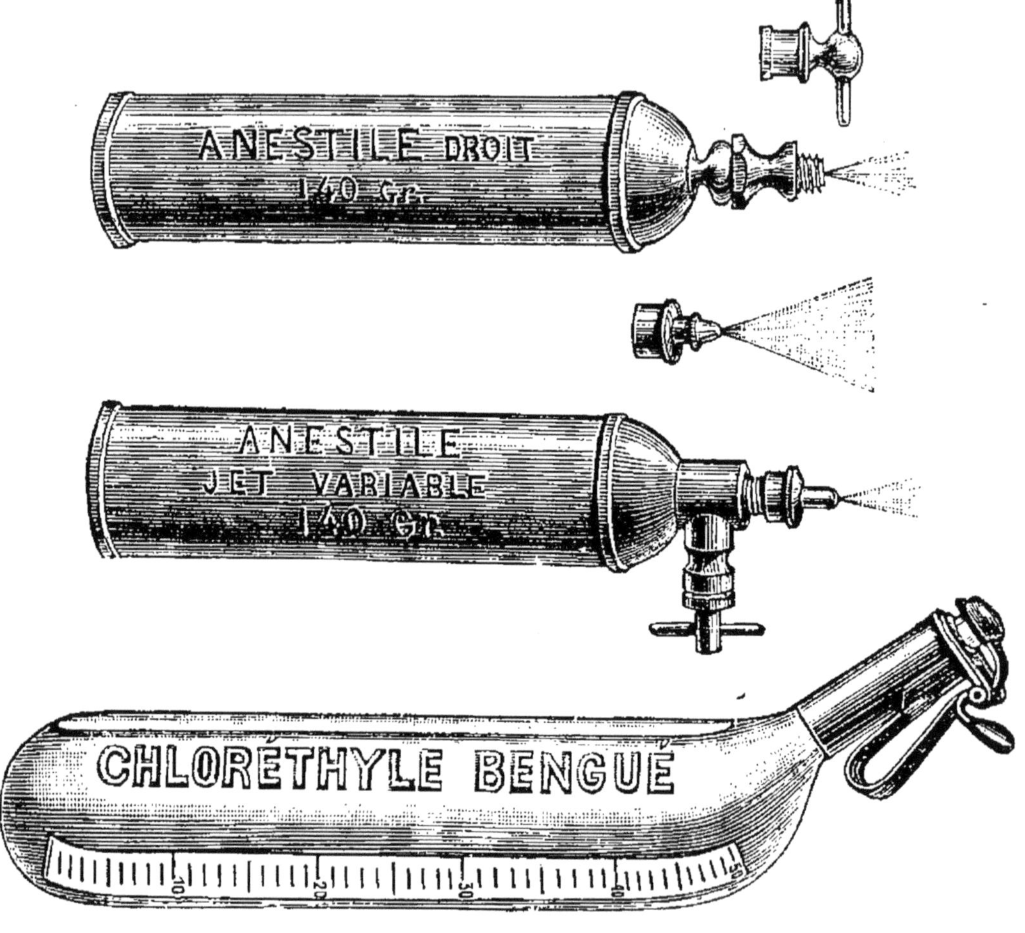

1894, 1896, après de patientes recherches et de nombreux tâtonnements, il construisit divers appareils métalliques d'une incontestable supériorité sur tous ceux employés jusqu'alors. Les progrès réalisés

par cette admirable instrumentation rallièrent au chlorure d'éthyle les suffrages de tous les chirurgiens.

De ces récipients chloréthyliques, les uns sont à hélice, les autres à jet variable avec robinet étanche; d'autres encore, spécialement réservés aux dentistes, sont à fermeture automatique.

Enfin, en 1898, Bengué fit construire, pour l'usage courant, des tubes de verre de différentes capacités à fermeture à ressort et qu'on peut remplir avec une aiguille.

C'était porter l'instrumentation à son plus haut degré de perfectionnement.

« Désormais, le chlorure d'éthyle, » disent Terrier et Péraire, « paraît devoir supplanter tous les autres agents anesthésiques. Dans tous les cas où nous l'avons employé, nous n'avons eu qu'à nous louer de la facilité de l'utiliser et de sa rapidité d'action. »

Pour obtenir l'anesthésie locale, il faut diriger le jet de chloréthyle sur la partie à anesthésier, en tenant le flacon à une distance de 15 à 20 centimètres de la peau. Celle-ci devient rose, puis rouge intense et enfin blanche parcheminée. La coloration blanche est un signe sûr de l'insensibilité, mais elle ne se produit pas toujours, et malgré son absence l'anesthésie peut être complète. Généralement, l'insensibilité est produite en trente secondes à une minute. Cette anesthésie dure environ deux minutes, mais elle peut être prolongée selon les besoins, si l'on augmente la durée de la pulvérisation.

L'emploi de tampons de coton ou de glycérine pour préserver la peau est absolument inutile si l'on a soin de suivre les indications qui accompagnent les flacons.

Pour conclure, il faut retenir que le chloréthyle occupe aujourd'hui la première place parmi les anesthésiques locaux ; c'est un agent rapide, commode, sûr, inoffensif et économique, ce qui n'est pas à dédaigner.

Chlorure de méthyle. — En 1884, Debove introduisit dans la pratique médicale l'anesthésie locale par le chlorure de méthyle et fit construire un pulvérisateur métallique qui rendit de grands services. Ce pulvérisateur métallique est actuellement remplacé par les appareils plus simples du Dr Bengué. Leur forme, identique à celle des pulvérisateurs pour le chlorure d'éthyle, en rend le transport et l'utilisation très faciles et les nombreux modèles suffisent pour toutes les indications.

D'autres auteurs ont utilisé, pour produire l'insensibilisation locale, l'application directe des narcotiques (opium et ses alcaloïdes, chloral, belladone, etc.), les badigeonnages à l'acide phénique, le narcotisme voltaïque (électrolyse avec l'analgésique au pôle positif), les injections hypodermiques de liquides réfrigérants, d'eau stérilisée, d'huile stérilisée, etc. Certains enfin ont préconisé l'antipyrine, dont l'injection, avant d'insensibiliser la partie qui la recevait, provoquait d'abord de violentes douleurs, la caféine, l'orthoforme, la nirvanine, le gaïacol, la dionine, enfin la cocaïne et ses succédanés, que nous étudions dans un chapitre spécial.

Comme, en réalité, ces divers anesthésiques locaux sont peu employés pour divers motifs, dont le premier est l'irrégularité de leur action, on ne m'en voudra pas de me borner à une sèche énumération, mon but n'étant pas d'entasser pages sur pages et de perdre dans le fouillis luxurieux des détails les quelques points intéressants ou originaux que j'avais à signaler; je me contente de renvoyer ceux que cette étude pourrait intéresser aux traités spéciaux.

Je fais une petite exception pour le gaïacol, que les expérimentateurs paraissent vouloir conserver. Le gaïacol est le principe actif de la créosote. Introduit dans la thérapeutique par le professeur Sahli, de Berne, puis adopté par Labadie-Lagrave, ses propriétés analgésiques ont été bien étudiées par divers chirurgiens : Coupar[1], Desplats[2], Moissy[3], Balzer[4], Championnière[5], Bazy[6], Collin[7] et bien d'autres.

Son emploi est presque exclusivement limité à la chirurgie urinaire, quoiqu'il ait quelques effets analgésiques lorsqu'il est simplement étendu sur la peau.

La formule utilisée couramment est celle de Picot, de Bordeaux

Gaïacol.	5	grammes.
Iodoforme.	1	—
Huile d'olive stérilis.	100	—

dont on se sert pour supprimer la sensibilité de l'urètre et de la vessie.

1. Sur quelques effets du gaïacol synthétique (*Gaz. des Hôp.*, juin 1894).

2. Application locale de gaïacol (*Bull. Soc. Méd. des Hôp.*, Paris, avril 1894).

3. Quelques considérations sur les propriétés cliniques des badigeonnages au gaïacol (Thèse de Paris, 1894).

4. Badigeonnage de gaïacol dans l'orchite blennorragique (*Bull. Soc. Méd. des Hôp.*, Paris, avril 1894).

5. Emploi du gaïacol pour l'anesthésie locale (Acad. de méd., juillet 1895).

6. Emploi du gaïacol pour l'anesthésie locale (Soc. chir., juillet 1895).

7. Action anesthésique du gaïacol sur la vessie (*Journ. de méd. et chir. prat.*, 25 janvier 1896).

CHAPITRE IV

Revue des anesthésiques d'un emploi rare.

« Nous vivons dans un temps où il est bon de vivre quand on s'intéresse aux choses de la médecine, » a dit un jour le professeur Bouchard. On peut appliquer cette phrase, en substituant le mot *anesthésie* au mot *médecine*, à la génération qui vit la découverte de l'éther et du chloroforme. Jamais la chimie ne se montra plus ingénieuse, plus féconde. plus variée. Jamais elle ne prodigua avec plus d'exubérance les richesses de ses préparations, de ses réactions ou de ses combinaisons, jamais elle ne satisfit plus complètement à ce besoin de nouveau et d'extraordinaire qui fut un des traits de la psychologie de nos devanciers, stupéfaits de voir que « douleur et bistouri » n'étaient plus une association de mots nécessaire.

Les produits et sous-produits trouvés à cette époque par l'imagination des chimistes, expérimentés par les chirurgiens pour obtenir l'insensibilité chez les malades, sont innombrables et leur liste nous laisse encore rêveurs. Il faut pardonner à nos prédécesseurs cette débauche anesthésique en songeant à la débauche de sérums qu'a provoquée, chez nous, la découverte de Roux.

De cette longue nomenclature d'agents anesthésiques, nous retiendrons les principaux, ceux qui faillirent rester dans la thérapeutique ou ceux dont la vogue persista quelques années.

Amylène.

L'amylène, ou triméthyléthylène, $C^{10} H^{10}$, a été découvert par Ballard. C'est un liquide clair, transparent, incolore et très mobile, soluble dans l'éther et l'alcool, à peu près insoluble dans l'eau, d'une odeur désagréable. Il est très inflammable. Sa densité à 15° est de 0,652.

Il bout entre 35° et 43°. Ces différences du point d'ébullition indiquent le peu de constance de sa composition.

On le prépare de plusieurs manières. La

plus pratique consiste à mettre en contact pendant deux jours, en agitant fréquemment, parties égales d'alcool amylique et de chlorure de zinc fondu et finement pulvérisé à l'abri de l'humidité. On distille ensuite le mélange, on rectifie au bain-marie les hydrocarbures obtenus, on fractionne enfin par distillation le produit desséché en recueillant ce qui passe vers 39°.

Comme nous l'avons dit dans l'historique, cet agent anesthésique, expérimenté en 1856 par Snow en Angleterre, eut d'abord de nombreux partisans. Son action était rapide, l'anesthésie prompte, sans angoisses, sans toux ni suffocation. « Pendant toute la durée de l'amylénation, » dit M. Debout, « le pouls reste large, plein, très fréquent, les mouvements respiratoires amples, la peau chaude, le visage coloré; en un mot, il y a absence des signes qui dénotent que ce nouvel agent atteint facilement les phénomènes de la vie organique. »

Quelques mois plus tard, on remarqua qu'il provoquait des mouvements convulsifs ; il y eut des cas de mort imprévus ; on s'aperçut qu'il était très volatil, très inflammable et surtout très cher. On le laissa tomber dans l'oubli.

Chlorure d'éthylidène (DC² H²).

C'est un liquide lourd, très altérable. Il a été peu employé.

Chlorure d'éthylène.

Appelé aussi huile des Hollandais; sans emploi.

Tétrachlorure de carbone.

Liquide inodore, mobile, d'odeur éthérée; peu soluble dans l'eau. Il provoque une période d'excitation très violente. La physiologie nous apprend que sous l'action de cet anesthésique le cœur s'accélère, la pression baisse et la mort arrive rapidement. Inutilisé chez l'homme.

Chlorure de méthylène.

C'est un liquide mobile et lourd. Sa densité est de 1,34. Il est volatil et inaltérable. L'insensibilité qu'il produit est rapide, mais on a toujours constaté chez le malade une agitation excessive non seulement au début de l'anesthésie, mais pendant tout le temps de son application.

Pental.

Le pental est de l'amylène pur, contenant cinq atomes de carbone. Il est volatil, inflammable, et provoque une anesthésie rapide, mais de courte durée. Il s'élimine en partie au niveau des poumons.

Brener et Hacker, de Vienne, ont eu des alertes prouvant que le pental n'est pas inoffensif.

Schede a noté un cas de mort sur un petit nombre d'anesthésies.

Philip, de Berlin, lui reconnaît sur le chloroforme l'avantage de n'avoir pas d'action fâcheuse sur le cœur. D'autres le considèrent comme inoffensif pour l'organisme parce qu'ils auraient constaté son élimination rapide. — Malheureusement, ce sont là des hypothèses, et, les hypothèses devant être laissées aux philosophes, les chirurgiens, gens pratiques, n'ont pas adopté le pental.

Chloral.

Le chloral, découvert en 1831 par Liebig ($C^2 HCl^3 O$), est un anesthésique employé par ingestion ou en lavements comme les opiacés. On l'emploie à la dose de 4 à 12 grammes dans du lait comme véhicule de préférence. On l'a aussi employé en injections intra-veineuses, mais, outre les dangers de l'introduction d'un liquide quelconque dans les veines, on a constaté que le chloral avait une action immédiate et redoutable sur le myocarde. A la suite de nombreuses expériences sur les animaux, on a rejeté l'injection intra-veineuse pour conserver seulement son absorption par l'estomac ou le rectum.

Il a donné de bons résultats, mais son mode d'administration le fait réserver à certains cas spéciaux, et il n'est presque jamais employé pour les opérations chirurgicales.

CHAPITRE V

Bromure d'éthyle ($C^4 H^5 B^2$).

Découvert en 1829 par Serullas, le bromure d'éthyle est un liquide transparent, incolore, neutre et volatil, d'odeur éthérée et légèrement alliacée. Il est insoluble dans l'eau et soluble dans l'alcool et l'éther.

Sa densité est de 1,473 ; il bout à 40° ; il est difficilement inflammable. On le prépare, d'après le *Codex*, en distillant 4 parties de bromure de potassium, 4 parties d'acide sulfurique et 2 parties d'alcool.

C'est Nunneley, de Leeds, en 1849, qui découvrit ses propriétés anesthésiques, que Robin, Rabuteau, Terrillon[1], Lebert, Pinard[2] confirmèrent ensuite.

Rabuteau a montré qu'il s'éliminait par le poumon.

A l'étranger, Ziemacki, Brandenberg, de

1. *Bull. et Mém. de la Soc. chirurg.; Bull. thérap.*, 1880.
2. Ducasse, Thèse de Paris, 1883.

Zug, qui l'ont fréquemment utilisé, ont publié des statistiques encourageantes.

Physiologie. — On connaît peu son action physiologique. D'après certains auteurs, il y a d'abord omnubilation intellectuelle, perte de la sensibilité, dilatation des capillaires de la peau, puis narcose avec cyanose, résolution musculaire, perte des réflexes, affaiblissement du pouls, respiration superficielle.

Si on prolonge la narcose chez l'animal, il y a arrêt de la respiration, tandis que le cœur continue de battre.

Le bromure d'éthyle agit sur les centres nerveux plus rapidement que l'éther et le chloroforme; il paralyse le cerveau d'une façon foudroyante; il brûle l'étape d'excitation pour aboutir immédiatement à la paralysie de la substance cérébrale (Dastre).

Quant à son effet sur la moelle et le bulbe, il est plus tardif que son action sur le cerveau, l'anesthésie précède la résolution musculaire. Il n'y a donc pas de syncope à craindre, puisque le bulbe est atteint le dernier et que les réseaux capillaires sont congestionnés.

Mode d'administration. — Les chirurgiens utilisent deux procédés pour l'administration du bromure d'éthyle : l'un, celui des doses massives, est employé par Hartmann; l'autre, des doses faibles, est revendiqué par Terrier et Péraire, qui le décrivent dans leur *Petite Chirurgie.*

Méthode des doses massives de Hartmann et Bourbon. — Elle consiste à verser 10 à 15 grammes de bromure d'éthyle sur une compresse, à la faire respirer d'abord au malade d'un peu loin pour l'habituer à l'odeur, puis à la lui appliquer hermétiquement sur le nez et la bouche. Il y a un peu d'agitation; mais, dès la seconde inspiration, le calme s'établit; au bout de quelques secondes, la narcose est complète; la respiration régulière, la face n'est pas cyanosée et la pupille est dilatée. C'est alors que doit se faire l'opération, moins d'une minute après le début des inhalations.

Si l'on veut continuer le bromure d'éthyle, il faut attendre que le malade commence à se réveiller pour reprendre les inhalations. Si l'on poursuivait, en effet, son administration de façon ininterrompue, on aurait des accidents : contracture, cyanose, etc.

Il ne faut donc donner le bromure d'éthyle que pendant un temps très court.

Méthode des doses faibles. — Terrier et Péraire préfèrent faire respirer au patient de petites doses de bromure d'éthyle en ayant soin de coller la compresse sur le nez et la bouche pour éviter l'arrivée de l'air.

L'anesthésie se ferait en une minute et durerait trois minutes environ; le réveil serait facile et gai.

Il faut être sûr de la pureté du bromure d'éthyle, car il peut contenir du brome et du phosphore qui le rendent dangereux.

On a tenté de le mélanger aux chlorures d'éthyle ou de méthyle, de le donner au commencement de l'anesthésie chloroformique pour supprimer les réflexes syncopaux; mais, malgré toutes ces combinaisons, et peut-être à cause de ces combinaisons, le bromure d'éthyle est resté entre les mains de quelques spécialistes qui l'emploient pour les opérations de courte durée.

Je crois bon, cependant, de signaler la présentation par M. le professeur Berger, à l'Académie de médecine, d'un appareil du Dr Crésantigues, essayé avec succès dans son service chirurgical.

C'est un inhalateur à réservoir d'air, mettant à la disposition du sujet à endormir une certaine quantité d'air contenu dans une vessie souple, qui est inspiré après avoir passé sur l'anesthésique et retourné ensuite, pour être respiré, dans la vessie.

On sait, en effet, que le bromure d'éthyle doit, sous peine d'échec, être administré de telle façon que ses vapeurs soient mélangées à une quantité d'air minima non renouvelable, quel que soit le procédé d'administration employé.

Le caractère remarquable de l'anesthésie brométhylique, avons-nous dit, c'est l'extrême facilité du réveil, sans nausées ni malaise ; le patient peut s'en retourner à pied. Rapidité d'action, commodité incontestable, analgésie parfaite obtenue en quelques secondes, réveil immédiat, simplicité des suites, possibilité d'endormir le malade assis, voilà les avantages.

Mais il n'est pas inoffensif. Suarez de Mendoza (Acad. de méd., 19 juin 1894) a parlé d'un cas malheureux. Gleich a eu, lui aussi, des accidents mortels.

Contre-indications. — L'action paralysante prédominante de cette substance doit nous faire préjuger que, pour les opérations de longue durée, elle offrira des dangers supérieurs à ceux de l'éther et du chloroforme.

Les autres contre-indications, d'après Sternfeld, sont la tuberculose pulmonaire, les bronchites, l'emphysème, les cardiopathies, l'alcoolisme, l'anémie et l'hystérie. Quels sont donc, d'après cet auteur, les gens chez qui on peut l'employer?

CHAPITRE VI

Chlorure d'éthyle (C^4H^5Cl)[1].

Le chlorure d'éthyle est un liquide incolore d'une odeur éthérée agréable et peu intense.

Sa densité = 0,874 à 5°; il bout à 11°; sa densité de vapeur = 2,210; la tension de vapeur à 20° en centimètres de mercure est égale à 99, et à 30° à 139. La tension de vapeur du chlorure de méthyle aux mêmes températures est égale à 367 et 454.

Le chlorure d'éthyle est très combustible et brûle avec une flamme bordée de vert et en dégageant de l'acide chlorhydrique.

On le prépare d'après le procédé de Mounet, de Lyon, en introduisant dans une chaudière autoclave hermétiquement close 53 kilogrammes d'alcool pur à 92° et 110 grammes d'acide chlorhydrique du commerce à 22°. On chauffe pendant deux heures à 125°. La pression monte à 25 atmosphères dans l'autoclave.

1. Voir au chapitre de l'anesthésie locale l'étude du chlorure d'éthyle et la description des appareils de Bengué.

On laisse refroidir à 60°, alors on ouvre le robinet de dégagement, qui fait communiquer, par un tube de cuivre, l'autoclave avec un réfrigérant entouré de glace.

Il faut ensuite rectifier le produit obtenu sur de l'eau alcalinisée, puis le renfermer en vase clos ou dans des ampoules spéciales.

Le chlorure d'éthyle a été découvert, en 1795, par Deimann, Troostwyk, Bondt et Lawerenburg.

Employé d'abord par Snow, en Angleterre, puis par Simpson, Clover, Nunneley; en Allemagne par Liebreich et Langenbeck, il a été ensuite assez fréquemment utilisé en France.

En 1894, Carlson, dentiste à Gothembourg, s'aperçoit par hasard que le jet dirigé sur la dent provoque une anesthésie profonde. Il en rapporte deux cas en juin 1895 *(Correspondenzblatt für Zahnaerzte)*.

En 1896, Thiesing, de Hildesheim, fait la même remarque *(Deutsche Monatsch. für Zahnheilkunde)*.

Le professeur von Hacker, d'Innsbrück, l'emploie alors comme anesthésique général à sa clinique. Ludwig publie 66 cas, Lotheisen, 170 cas l'année suivante, Wiessner, en 1899, 400 cas d'anesthésie par le chlorure d'éthyle.

On l'expérimente alors en Allemagne, en Suisse, en Angleterre; Schleich, Ruegg, Haslebacher, Malherbe font des expériences sur les animaux.

En mai 1900, Pollosson et Nové Josserand présentent à la Société de chirurgie de Lyon un rapport documenté.

En 1901, Malherbe fait une communication au Congrès français de chirurgie. En 1903, il publie sur le chlorure d'éthyle une excellente monographie. Il en étudie l'effet physiologique, en règle la technique définitive et contribue à faire entrer dans la pratique cet anesthésique trop longtemps délaissé.

Les observations de Malherbe portent sur 170 narcoses avec le chlorure d'éthyle chez l'homme, tant à l'hôpital qu'en clientèle, se décomposant en : 1° *140 anesthésies au chlorure d'éthyle seul* pour différentes petites opérations sur les voies respiratoires supérieures : curetages de végétations adénoïdes, ablation et morcellement d'amygdales, redressement de la cloison nasale, antrotomie, ablations de kystes, etc. Presque toutes ces anesthésies ont été pratiquées dans la position de Rose; elles ont eu lieu chez l'enfant et chez l'adulte; l'âge des malades a varié de deux mois à quarante ans; 2° *30 anesthésies mixtes*, c'est-à-dire chlorure d'éthyle suivi de chloroforme, également chez l'enfant et chez l'adulte, pour diverses interventions : évidements pétro-mastoïdiens, ouvertures d'abcès, résections osseuses, opérations abdominales, etc. Les différentes constatations et observations faites sur l'animal et sur l'homme permettent au Dr Malherbe de résumer comme suit les avantages sérieux et indiscutables du chlorure d'éthyle :

« 1° Il n'est pas besoin d'employer de fortes doses pour obtenir l'anesthésie. Nous évaluons entre 2 et 4 grammes la quantité de chlorure nécessaire, quantité bien inférieure à celle qu'il faut utiliser pour la narcose avec le bromure. Ces 2 à 4 grammes de chlorure doivent être versés sur une compresse, ainsi que nous le dirons tout à l'heure, et celle-ci appliquée hermétiquement sur le nez et la bouche du patient, de façon à ne pas laisser respirer d'air.

» 2° La narcose complète est obtenue dans un temps également plus rapide. Parfois même, cette rapidité est extraordinaire : quelques malades sont sidérés en dix secondes. En général, vingt-cinq à quarante secondes suffisent pour produire l'anesthésie. Celle-ci est caractérisée par un sommeil tranquille qu'accompagne parfois un léger ronflement.

» 3° Beaucoup de malades ne présentent aucune coloration des téguments. Quelques-uns cependant, surtout ceux qui se contractent et retiennent leur respiration, ont une légère congestion de la face et des conjonctives. Jamais nous n'avons observé de cyanose.

» 4° Il n'y a pas d'agitation comparable à celle que provoque le bromure d'éthyle. Certains malades exécutent bien quelques mouvements de défense, mais c'est seulement dans les premières secondes de l'application de la compresse et lorsqu'il s'agit de nerveux et d'alcooliques. Beaucoup restent tout à fait calmes.

» 5° Les malades s'endorment généralement sans présenter de contracture; si parfois il en existe un peu, ce qui est extrêmement rare, elle est incomplète et cède immédiatement. En tout cas, il n'y a pas de trismus, comme cela est si fréquent avec le bromure d'éthyle. Nous avons également noté l'absence totale de salivation, de larmoiement, en un mot de sécrétions glandulaires que provoquent les vapeurs bromurées. Comme pour le bromure, mais cependant moins souvent, nous avons observé chez quelques enfants de l'émission d'urine. Cette émission se produisait toujours au début de l'anesthésie, sous l'influence des efforts et chez les enfants qui n'avaient pas pris soin d'uriner depuis longtemps.

» 6° Le chlorure d'éthyle nous a paru réussir aussi bien chez l'enfant que chez l'adulte et ne provoque aucun trouble consécutif. Il se conserve d'ailleurs plus facilement et a moins de tendance à s'altérer à la lumière que le bromure.

» 7° Tous ceux qui ont fait usage du chlorure n'ont signalé jusqu'ici aucun danger. Nous-même n'avons jamais observé le moindre symptôme inquiétant. D'ailleurs, dans nos expériences, nous n'avons pu réussir à tuer des chiens avec cet anesthésique.

» 8° Nous n'avons pas constaté de vomissements à la suite de l'inhalation du chlorure seul. Dans les anesthésies mixtes : chlorure suivi de chloroforme, les vomissements ont presque toujours fait défaut, et quand il y en a eu, ils se sont montrés peu fréquents et peu abondants.

» 9° Le réveil est, en général, très rapide ; il a lieu au bout de trois à quatre minutes. Le retour à la conscience se fait plus facilement qu'avec le bromure; il n'y a pas cet état d'hébétude qu'on observe si souvent avec ce dernier anesthésique. Revenus à eux, les malades ont une plus grande lucidité d'esprit. Avant que les malades se réveillent complètement, on peut, avec une nouvelle dose de chlorure inhalée, maintenir le sommeil; des doses successives peuvent plus facilement être données, car le chlorure est moins toxique que le bromure. Il est ainsi facile de réappliquer quatre et cinq fois la compresse, sans pour cela dépasser 15 à 20 grammes de chlorure, ce qui permet de faire des interventions de quinze à vingt minutes. Les malades qui ont été endormis au chlorure d'éthyle seul peuvent, au réveil, se lever et marcher immédiatement sans aucun danger de syncope.

» 10° Enfin, le chlorure d'éthyle présente encore, comme dernier avantage, de ne pas donner aux patients cette odeur particulière, alliacée, de l'haleine que provoque l'élimination du bromure pendant quarante-huit heures. » (Malherbe.)

Administration du chlorure d'éthyle. — « Les chirurgiens qui, jusqu'à présent, ont utilisé les vapeurs de chlorure d'éthyle pour l'anesthésie générale, se sont servis d'un masque se rapprochant de celui dont on fait usage pour les inhalations de protoxyde d'azote. Le plus employé est pourvu, à sa partie supérieure, de deux soupapes ; sur l'une d'elles on adapte le récipient contenant le tampon imbibé de chlorure d'éthyle, l'autre sert à la sortie de l'air expiré. Quelques opérateurs ont utilisé un masque ordinaire ou un masque bourré de coton. Avec ces divers appareils on peut évidemment obtenir l'anesthésie, mais c'est toujours après un long temps et avec une dépense considérable et inutile de liquide.

» De plus, ces masques sont fragiles et malpropres, car ils ne peuvent être aseptisés. Ils ont, en outre, le grand inconvénient de cacher toute la face et sont incompatibles avec certaines opérations pratiquées sur cette région. Telle n'est pas notre manière de faire. Nous avons expérimenté un nouveau mode d'administration du chlorure qu'on pourrait appeler *procédé de la compresse.* Il est des plus simples et des plus pratiques. Il suffit, en effet, d'une simple compresse pliée en quatre épaisseurs. Cette compresse tapissant l'intérieur de la main droite fortement creusée, de façon à éviter une trop grande surface d'évaporation, on dirige, dans le creux de la compresse, le jet de deux tubes de chlorure d'éthyle, tubes qui servent ordinairement à l'anesthésie locale. Suivant l'âge, 2 à 3 grammes de liquide suffisent. Grâce à ce moyen, l'évaporation est presque nulle. Sans perdre de temps, le malade étant couché dans le décubitus dorsal, on applique la compresse, toujours disposée en cornet et recouverte par la face palmaire de la main droite, sur le nez et la bouche du patient en l'invitant à faire des inspirations profondes. De la main gauche on maintient la tête et la mâchoire inférieure. *Il est absolument nécessaire de ne pas laisser respirer d'air.* Lorsque les malades font de grandes inspirations ou lorsqu'ils poussent des cris, comme cela arrive chez les enfants, ils sont parfois sidérés avec une rapidité étonnante : dix à quinze secondes. Il arrive que certains malades retiennent leur respiration pendant quelques secondes ; il suffit alors de soulever légèrement, puis de réappliquer aussitôt la compresse, pour les voir immédiatement faire une inspiration profonde, suivie d'autres inspirations régulières, et, en une vingtaine de secondes, l'anesthésie est complète, sans qu'il soit nécessaire de recourir jamais à d'autre quantité de liquide. L'agitation manque souvent, ou elle se manifeste par quelques mouvements de défense qui durent, d'ailleurs, très peu de temps. Cette agitation s'observe surtout chez les nerveux et les alcooliques.

» Celle-ci est caractérisée par la *résolution musculaire*, qui, avec le chlorure, n'est pas précédée d'une période de contracture; puis par le *rythme respiratoire*, qui est *régulier*, s'accompagne quelquefois d'un léger ronflement. Enfin, la main qui recouvre la compresse éprouve la *sensation d'une évaporation froide* qui, chassée par l'expiration, vient passer entre les espaces digitaux. Ces trois signes sont, suivant nous, pathognomoniques de la narcose complète.

» La face reste, la plupart du temps, normale; parfois elle se congestionne légèrement, en même temps que les conjonctives s'injectent. La pupille est un peu dilatée et les yeux, insensibles au toucher, se convulsent souvent en haut. Quand on soulève un des membres et qu'on l'abandonne, il retombe inerte; le malade est dans la résolution musculaire. C'est ce moment que nous utilisons pour nos interventions.

» Si l'opération est un peu longue, et pour

éviter le réveil, nous n'hésitons pas à verser de nouveau sur la compresse, de la même façon que la première fois, une nouvelle quantité de chlorure d'éthyle (2 grammes environ), et même une troisième et une quatrième fois, si cela est nécessaire. En espaçant ainsi les doses toutes les quatre ou cinq minutes, on atteint à peine 15 grammes de liquide, et on a largement le temps de pratiquer un grand nombre de petites opérations, puisque les malades restent ainsi insensibles pendant cinq, dix, quinze et vingt minutes. Lorsqu'il s'agit, au contraire, d'opérations devant durer un certain temps, dès que le malade est dans la résolution, nous remplaçons la compresse de chlorure par une autre compresse, sur laquelle nous avons versé du chloroforme, et nous l'appliquons vivement sur le nez et la bouche du patient sans lui laisser respirer d'air. Nous continuons ensuite la narcose au chloroforme par le procédé des petites doses, sans air. L'effet de cet anesthésique se substitue, dans ces conditions, sans réaction appréciable du malade, à l'effet du chlorure d'éthyle. Les avantages de l'anesthésie générale par le chlorure d'éthyle administré par notre procédé sont, croyons-nous, des plus manifestes. C'est d'abord la *simplicité,* puisque, sans appareils spéciaux, plus ou moins encombrants et malpropres, il suffit d'une simple compresse et de quelques tubes de chlorure d'éthyle — ceux-là même qui servent à l'anesthésie locale — pour provoquer une narcose susceptible de faire un grand nombre d'interventions de courte durée. Puis, c'est l'*innocuité absolue* par suite de la quantité vraiment minime de liquide nécessaire à cette anesthésie. Chez les enfants, avec deux tubes de 10 grammes, nous pratiquons facilement six opérations. Enfin, c'est la *rapidité* avec laquelle on obtient une narcose entièrement inoffensive et permettant les opérations les plus douloureuses.

» Nous signalerons encore, en terminant, les précieux avantages du chlorure d'éthyle dans l'anesthésie mixte. Outre que, grâce à son emploi, on supprime les dangers, toujours grands, d'une syncope mortelle au début de la chloroformisation, on gagne un temps considérable, en évitant cette période parfois si longue qui précède l'anesthésie chloroformique. Enfin, la quantité de chloroforme absorbée par le patient est aussi réduite dans de fortes proportions, d'où peut-être le choc moins considérable qui en résulte et le peu de troubles gastriques observés à la suite de ce genre d'anesthésie. » (Malherbe. L'*Anesthésie par le chlorure d'éthyle.*)

Quoique les tubes de chloréthyle pour l'anesthésie locale soient utilisés par Malherbe pour l'anesthésie générale, il est préférable d'adopter le tube-flacon gradué, construit spécialement par Bengué. Ce flacon de « narcotile » est à fermeture à clapet permettant l'ouverture et la fermeture instantanée. De plus, le jet est plus gros que dans les flacons pour anesthésie locale pour permettre d'imbiber plus rapidement le masque, le coton ou la compresse employés pour la narcose. On a enfin la certitude d'employer du chlorure d'éthyle absolument pur.

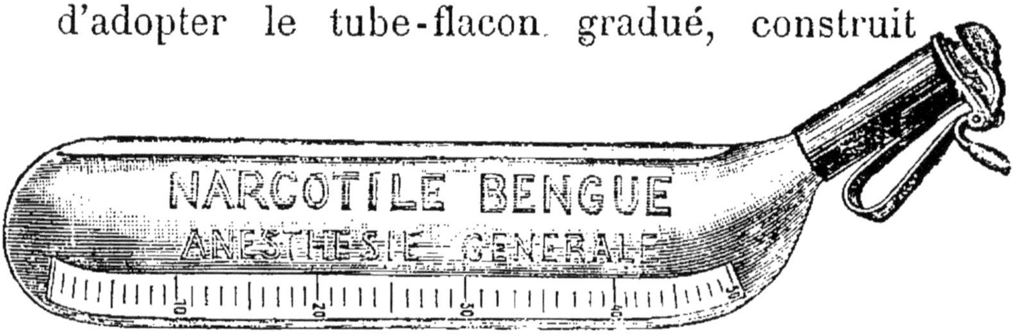

Il y a, d'après Reboul, de Nîmes, qui s'est fait une spécialité de l'anesthésie chloréthylique dans la grande chirurgie, trois périodes dans l'action du chlorure d'éthyle sur l'organisme.

La première est la phase analgésique du début. Le malade ne sent pas, mais il se contracte et ne dort pas.

La deuxième est la phase anesthésique, le malade est en résolution musculaire complète.

La troisième est la phase analgésique de retour.

Dans la narcose chloréthylique, il y a abaissement de la tension vasculaire, le nombre des pulsations diminue, il y a des intermittences. On a constaté quelquefois de l'albuminurie passagère.

On a relevé quelques cas de mort à l'actif de cet agent si précieux, et les expériences de physiologie[1] faites par Cantaluppo en montrent le mécanisme.

Les moyens employés pour remédier aux accidents anesthésiques sont les mêmes que ceux utilisés pour le chloroforme et l'éther. Nous les étudierons plus loin.

La conclusion est que le chlorure d'éthyle n'est ni plus ni moins dangereux que les anesthésiques habituels, et qu'à la condition d'être donné suivant certaines règles, avec des appareils convenables, il peut être utilisé par le chirurgien pour les opérations de courte durée.

1. Voir chap. I : l'anesthésie en général, la physiologie de l'action du chlorure d'éthyle.

CHAPITRE VII

Protoxyde d'azote.

Découvert en 1772 par Priestley. Les propriétés anesthésiques de ce gaz furent constatées par Davy, Faraday, mais c'est en 1844 seulement que le dentiste américain Horace Wells eut l'idée de s'en servir pour supprimer la douleur dans les opérations dentaires.

C'est un gaz incolore, inodore, contenant beaucoup d'oxygène, soluble dans l'eau froide et se décomposant sous l'influence d'une haute température.

Il se liquéfie à la température de 0 à 7 degrés sous 50 atmosphères, ce qui le rend transportable.

On le prépare en chauffant lentement de l'azotate d'ammoniaque finement pulvérisé. Celui-ci se décompose en eau et protoxyde d'azote. Ce gaz, à l'état naissant, contient des impuretés dont on le débarrasse en le faisant passer dans une série de flacons laveurs à deux tubulures.

Après être resté longtemps aux mains des

dentistes seuls, le protoxyde d'azote fut présenté, en 1878, par Paul Bert, à l'Académie des sciences, comme un anesthésique général d'une remarquable efficacité.

Voici la partie relative à la théorie de la découverte de Paul Bert :

« Le fait que le protoxyde d'azote doit être administré pur signifie que la tension de ce gaz doit, pour qu'il en pénètre une quantité suffisante dans l'organisme, être égale à une atmosphère. Sous la pression normale, il faut, pour obtenir ce résultat, que le gaz soit à la proportion de 100 pour 100. Mais, si nous supposons le malade placé dans un appareil où la pression soit poussée à 2 atmosphères, on pourra le soumettre à la pression voulue en lui faisant respirer un mélange de 50 pour 100 de protoxyde d'azote et de 50 pour 100 d'air; on devra obtenir de la sorte l'anesthésie, tout en maintenant dans le sang la quantité normale d'oxygène, et, par suite, en conservant les conditions normales de la respiration. »

La première application de cette théorie fut faite le 13 février 1879 par Léon Labbé sur une jeune fille ayant un ongle incarné.

M. Labbé et ses aides entrèrent dans la chambre en tôle de l'établissement de M. Dauplez, où la pression de l'air fut, en quelques minutes, augmentée sous courant de 0m17.

M. Preterre appliqua sur la bouche et le nez de la malade l'embouchure à soupapes ordinaire, le sac avec lequel elle communiquait contenait 85 parties de protoxyde d'azote et 15 d'oxygène. Dix à quinze secondes après la première inspiration du gaz, sans aucun changement dans le pouls, dans la respiration, dans la coloration de la peau, l'insensibilité fut complète et l'opération put se faire sans un mouvement de la malade. Lorsque celle-ci se réveilla, elle se plaignit de son pied, puis demanda à manger, et, comme on l'interrogeait sur les sensations éprouvées, « elle déclara n'avoir rien senti, rien rêvé, mais avoir éprouvé un grand bien-être..., qu'il lui semblait monter au ciel et qu'elle voyait bleu avec des étoiles. » Puis elle s'en alla à pied jusqu'à sa voiture et redemanda à manger. Elle n'eut aucun accident consécutif.

Péan, dans l'établissement de Fontaine, pratiqua seize opérations avec le protoxyde d'azote, du 27 mars au 17 juillet 1879, sans aucun accident.

Cette méthode est donc excellente. Mais les difficultés provenant de l'installation la rendent peu pratique. Il faut, en effet, une grande chambre, des pompes à compression, des ballons à gaz, etc.

Voici, d'ailleurs, brièvement résumée, la description de la chambre ou cloche pneumatique dans laquelle on opère. Il faut faire monter la pression à l'aide d'une pompe soit hydraulique à piston liquide, soit à compression à double effet dont le piston est activé par un moteur quelconque. Ces deux pompes ont, d'ailleurs, de multiples inconvénients.

La cloche pneumatique est une capacité en tôle, de forme cylindrique, dont le haut et le bas sont fermés par des calottes hémisphériques; elle doit pouvoir résister, *à l'essai*, à une pression de 2 atmosphères supplémentaires. La lumière arrive par quatre verres épais placés dans des châssis de fonte. La porte s'ouvre de dehors en dedans; une lame de caoutchouc sur ses bords en assure l'herméticité. Un petit sac à air muni de deux clapets permet de faire passer à l'opérateur les objets qui lui sont nécessaires..

La cloche repose sur un socle en bois à 30 centimètres du sol, un tuyau sert à l'alimentation, un autre à la ventilation. Au-dessus de la calotte hémisphérique inférieure se trouve un plancher percé de trous pour le passage de l'air; c'est sur ce plancher que se trouvent les fauteuils et la table qui forment le mobilier de l'appareil.

Le Dr Fontaine a perfectionné cette première installation en faisant construire une cloche mobile plus grande que les cloches habituellement employées et dans laquelle dix personnes peuvent se mouvoir à l'aise. La pompe à compression est hydraulique, elle donne 400 à 600 litres d'air à la minute. Il y a, en outre, un réfrigérateur.

Elle est montée sur un camion.

Le masque employé pour l'anesthésie est en caoutchouc, il porte à sa périphérie un bourrelet qu'on peut gonfler et qui permet l'obturation parfaite. Pendant l'inspiration, la soupape d'expiration est fermée par la pression ambiante; pendant l'expiration, elle s'ouvre et la soupape d'inspiration est fermée par l'excès de pression du gaz expiré sur celle du mélange gazeux.

Les chirurgiens ont trouvé que, malgré tous ces perfectionnements, l'anesthésie provoquée par le protoxyde d'azote était dangereuse, et ils ont préféré à cette installation trop coûteuse le simple flacon d'éther ou de chloroforme, avec le simple mouchoir comme masque.

Seuls, quelques dentistes emploient encore le protoxyde d'azote, notamment Martin, de Lyon, qui a publié sur ce mode d'anesthésie un travail très documenté. Il insiste sur la pureté extrême du gaz, qu'il prépare lui-même et fait passer dans une série de flacons laveurs pour l'y faire dépouiller de son bioxyde d'azote.

M. Martin traite dans cette étude des symptômes qui accompagnent l'anesthésie et qui peuvent effrayer un opérateur inexpérimenté : la cyanose, la respiration stertoreuse, quelquefois des mouvements tétaniques, le réveil serait souvent suivi, chez les opérés, d'une sorte de crainte ou d'une excitation exagérée.

Il faut, dit M. Martin, ne pas se servir du gaz fraîchement préparé, et ne pas employer les mélanges dans la proportion qu'indiquait la théorie de P. Bert. M. Martin utilise un gaz composé de 88 parties de protoxyde d'azote pour 12 d'oxygène, et il fait, dès le début, élever la pression à 110 et 115 centimètres pour la ramener ensuite à 95 seulement. Il n'a ainsi jamais eu d'accident.

Tout cela est, en réalité, peu pratique.

CHAPITRE VIII

Éther sulfurique.

L'éther ($C^8 H^{10} O^2$), découvert en 1540 par Valerius Cordus, fut ainsi appelé en 1730 par Frobenius.

Dumas, Scheele l'ont sérieusement étudié et en ont montré toutes les propriétés.

On le prépare en chauffant à 140° dans un ballon 10 parties d'acide sulfurique concentré avec 7 parties d'alcool. Il se forme de l'éther et de l'eau. On mélange le produit obtenu avec 12 pour 100 de son poids d'une solution de potasse caustique pendant quarante-huit heures, en agitant fréquemment.

L'éther est ensuite décanté et mélangé avec 6 pour 100 d'huile d'amandes douces, puis distillé au bain-marie. Les quatre premiers cinquièmes qui passent doivent être recueillis. On agite alors le produit obtenu avec deux fois son volume d'eau distillée, on le décante encore pour le mettre en contact pendant trente-six heures avec un dixième de son poids d'un mélange de chlorure de calcium fondu et de chaux éteinte calcinée, en agitant vigoureusement.

On décante une dernière fois pour distiller enfin au bain-marie, en ne recueillant que les neuf dixièmes du produit que l'on obtient.

Action physiologique de l'éther. — L'éther provoque, dès les premières inhalations, des troubles dans la respiration. Les mouvements respiratoires, d'abord accélérés et profonds, deviennent bien vite lents et superficiels.

Les battements du cœur, forts et rapides au début, vont en s'affaiblissant ; la pression sanguine, d'abord augmentée, tombe lorsque l'anesthésie est complète.

Les muscles se raidissent aux premières bouffées de l'anesthésique pour devenir mous ensuite, lorsque la résolution se produit.

Les effets les plus remarquables de l'éther portent sur le système nerveux. Lorsque les hémisphères cérébraux sont atteints, il y a de l'excitation, du délire, des hallucinations ; le patient lutte, crie, se démène. Les femmes, les enfants, les alcooliques subissent cette excitation d'une manière plus prononcée encore, et l'on est obligé de les maintenir pour éviter des accidents.

Lorsque cette phase a cessé, les hémisphères cérébraux ne réagissent plus, la parole s'embarrasse et s'affaiblit, le malade perd la conscience de ses mouvements et dort.

Enfin, lorsque la moelle est touchée à son tour par l'effet du toxique, c'est l'anesthésie complète. Si l'on continue les inhalations, la respiration puis le cœur s'arrêtent.

« Ce résultat, » dit Auvard, « semble dû à l'action de l'éther transporté par le sang aux centres nerveux, comme lorsqu'on l'injecte dans les veines. »

La température s'abaisse de 1 à 3 degrés; les sécrétions, sauf la sécrétion urinaire, augmentent.

L'éther provoque la toux au début, ainsi que la salivation et la sécrétion bronchiques. Il semble qu'il agisse directement sur les extrémités des nerfs du pharynx et des voies respiratoires, tandis qu'il agit indirectement sur les nerfs centraux qu'il anesthésie.

Je trouve dans une thèse de Lyon[1], très bien résumée, la technique de l'éthérisation. Je la transcris brièvement : « L'aide chargé d'endor-

1. Deydier, Th. Lyon.

mir le malade aura sous la main au moins 200 grammes d'éther pur anhydre, marquant 65° Baumé à 15°. Cet éther ne doit pas bleuir par le sulfate de cuivre anhydre et blanc, ni se colorer en rouge brun par la phénate de potasse. Il faut savoir que, dans le commerce, l'éther est un mélange d'éther, d'alcool et d'eau, qui laisse, dans le creux de la main, après évaporation, une substance huileuse (huile douce de vin pesante), d'odeur caractéristique; cet éther ne vaut rien pour anesthésie.

» L'aide devra encore se munir d'une pile électrique, prête à fonctionner; d'une seringue de Pravaz pour le cas où l'on aurait à traiter une syncope; d'un écarteur des mâchoires, d'un coin de bois et d'une pince à langue.

» Le plus simple des instruments employés pour donner l'éther est certainement le bonnet de Roux; c'est celui qui était le plus couramment employé à Lyon jusqu'à ces dernières années, où on lui préfère actuellement, pour des raisons de propreté, de simples vessies de porc recouvertes de gaze; la gaze est changée pour chaque malade, et la vessie elle-même fréquemment renouvelée. Dans le fond de la vessie ou du bonnet de Roux, on place une éponge destinée à retenir l'éther. Il faut avoir soin d'imbiber d'abord l'éponge avec de l'eau et de ne verser l'éther sur elle qu'après l'avoir fortement exprimée; de cette façon, l'éther reste dans les pores de l'éponge.

» Il faut *d'emblée* verser sur l'éponge de 20 à 30 grammes d'éther. A ce moment, deux procédés se présentent : ou bien habituer le malade aux vapeurs d'éther en laissant, pendant une minute environ, l'air pénétrer facilement jusqu'à la bouche, puis rapprocher le masque ou le bonnet jusqu'à fermer complètement la face du malade; ou bien, du premier coup, priver le malade d'air en serrant le bonnet sur la face. Ce dernier procédé fait peut-être gagner une minute, mais il est fort pénible, détermine des efforts du malade pour se débarrasser du bonnet qui l'étouffe, et ne fait qu'exagérer la période d'excitation.

» Une fois la figure du malade emprisonnée, il faudra laisser écouler trois à quatre minutes avant de rajouter de l'éther, 5 à 10 grammes, sans perdre trop de temps pour le verser, afin de ne pas perdre le bénéfice des vapeurs déjà absorbées. A ce moment, l'aide doit veiller à ce que les personnes chargées de maintenir le malade ne gênent pas les mouvements respiratoires, et guetter le commencement de la période opératoire. Celle-ci s'annonce par un calme absolu, la respiration est devenue normale, la résolution musculaire est complète, les réflexes crémastérien ou cornéen sont abolis, enfin la pupille, après avoir été dilatée, est devenue punctiforme. Le chirurgien peut commencer.

» 40 ou 50 grammes d'éther ont été, en moyenne, nécessaires jusqu'à maintenant; la quantité que le malade va absorber dans la suite dépend, à partir de cet instant, du savoir-faire presque seul de l'aide. Faut-il continuer à étouffer le patient et à le bourrer d'éther? Non, certes : l'anesthésie est obtenue, il faut enlever le bonnet et laisser respirer de l'air pur. Pendant combien de temps? Il est impossible de fixer des minutes, mais l'aide a sous les yeux un manomètre d'anesthésie : qu'il regarde souvent les pupilles du malade. Tant qu'elles sont contracturées, inutile de donner de l'éther, l'anesthésie est complète. Se dilatent-elles progressivement, il faut verser à nouveau, par dizaine de grammes, l'éther dans le bonnet, le serrer sur la face et ne l'enlever qu'après avoir ramené la pupille à son état d'immobilité punctiforme. Comme pour le chloroforme, il faut que l'aide chargé de l'éther soit tout à son affaire et non à l'acte opératoire. Il surveillera non seulement la pupille, mais aussi la respiration à la partie supérieure du thorax. En cas d'accidents, — et ils sont rares, — se comporter suivant les circonstances. »

Accidents de l'éthérisation. — Nous allons voir quels sont ces accidents « rares ».

Résumons, d'abord, les effets des inhalations d'éther chez l'homme. Ils sont tels que nous les a fait prévoir la physiologie. Le patient tousse, retient sa respiration, se défend contre la suffocation qui l'envahit dès le début. La respiration devient ensuite large et profonde, une période de gaieté, d'excitation survient alors; puis le malade délire, se débat, la respiration et le pouls s'accélèrent. Enfin, les membres se raidissent, les muscles se contractent, la pupille se dilate, la peau est en sueur, des plaques rouges apparaissent sur la peau, le pouls reprend sa marche ordinaire, enfin la résolution musculaire arrive avec l'insensibilité.

Accidents. — Les accidents de l'éthérisation sont : 1° l'obstruction du larynx par les sécrétions bronchiques exagérées ou par la contracture des mâchoires, qui ne permet pas l'arrivée de l'air ; 2° l'arrêt des mouvements respiratoires par rigidité musculaire des muscles du thorax, et enfin la syncope terminale, due à une dose exagérée d'éther, dont l'action excitatrice sur les noyaux bulbaires du vague ne pourrait être enrayée.

Pour éviter la cyanose par obstruction du larynx, il faut amener la langue au dehors de la bouche, et, contre l'arrêt de la respiration, pratiquer la respiration artificielle.

Il faut aussi, de temps à autre, laisser arriver de l'air aux poumons et suspendre l'anesthésique, si l'on ne veut pas qu'un excès d'éther soit porté aux centres nerveux.

Du côté du cœur, on a noté quelquefois des syncopes mortelles dans le courant de l'anesthésie.

Lorsqu'il se produit des accès de toux, il faut presser l'inhalation et pousser l'anesthésie.

Contre les vomissements, conséquence de trop faibles doses d'éther, il faut débarrasser le malade des matières vomies, en inclinant sa tête sur le côté, essuyer la bouche et activer l'anesthésie.

Après l'opération, il faut pour le malade le repos absolu, dans une chambre bien aérée. On lui donne un peu d'eau très chaude, ou bien de l'eau de seltz glacée, ou du champagne s'il a encore des nausées.

Si les vomissements résistaient à ces moyens anodins, Ringer conseille quelques gouttes de vin d'ipéca, ou encore une goutte (0 milligramme 060) d'acide hydrocyanique dilué (Auvard). Une tasse de thé suffit contre le hoquet.

Pour éviter quelques-uns de ces accidents, certains chirurgiens ont associé à l'éther l'essence de pin, d'autres ont essayé l'éthérisation goutte à goutte, d'autres encore ont employé diverses méthodes de mélanges sur lesquelles nous reviendrons. Enfin, Kronacher, de Munich, fait l'éthérisation discontinue sous le prétexte qu'il y a trop grande absorption d'éther par l'opéré dans la méthode habituelle. Voici son procédé :

On commence par verser sur le masque de 5 à 10 centimètres cubes d'éther; puis, le patient ayant fait quelques inhalations, on renouvelle l'anesthésique, mais à la dose de 10 à 20 centimètres cubes. Une fois obtenu la phase d'excitation, on laisse le malade faire une dizaine d'inspirations et on enlève le masque. L'anesthésie dure dix minutes environ, et l'on recommence, en procédant toujours de la même manière. Nous ne voyons aucun avantage à cette méthode.

Enfin, le Dr Robertson, de Montréal, pour éviter l'hypersécrétion salivaire et bronchique, emploie avant l'éthérisation 0,0006 décimilligrammes de bromhydrate d'hyosine. Ce procédé a déjà été employé par Marx, de New-York, qui y a renoncé.

Le professeur Forgue, de Montpellier, qui utilise dans son service chirurgical de l'Hôpital Saint-Éloi l'anesthésie par l'éther depuis fort longtemps, a fait paraître sur cette question un travail remarquable. Après avoir indiqué la technique de l'éthérisation, il se déclare partisan de la méthode graduelle, qui lui a toujours donné les meilleurs résultats et lui a permis d'éviter les accidents dont on accuse ce précieux anesthésique. Il le préfère au chloroforme. Avec l'esprit scientifique qui le caractérise, il donne les raisons motivées de sa préférence et je dois reconnaître qu'on se laisse facilement persuader par les arguments que développe l'éminent chirurgien avec le talent qui lui est propre. Tous ceux que passionne la question de l'anesthésie et qui veulent, à tout prix, avoir pour tel ou tel agent une prédilection raisonnée devront lire cette étude[1] où l'on retrouve les brillantes qualités du Maître et que nous avons maintes fois consultée pour la rédaction de ce chapitre.

Inconvénients de l'éther. — Les inconvénients de ce précieux agent anesthésique sont sa volatilité, qui exige une grande quantité pour chaque anesthésie, et son inflammabilité.

Son action trop longtemps prolongée expose à la syncope terminale mortelle par saturation.

Contre-indications de l'éther. — Elles résultent de ce que nous a appris la physiologie.

Les vapeurs d'éther provoquant l'exagération des sécrétions bronchiques et salivaires, l'éther ne devra pas être employé chez les bronchitiques, les emphysémateux, les tousseurs, en un mot.

L'éther, produisant de l'excitation cérébrale très marquée, sera contre-indiqué dans la chirurgie cérébrale et les opérations de la face.

Dans quelques cas encore, il doit être carrément rejeté : les affaiblis, les cachectiques, les tarés de toute nature le supportent fort mal, témoin les accidents fréquents chez les hernieux en collapsus.

1. *Nouveau Montpellier médical*, 1892.

L'âge, enfin, est une circonstance dont il faut tenir le plus grand compte; l'éther convient mal aux jeunes sujets, il produit rapidement l'intoxication et détermine la sécrétion de mucosités abondantes qui peuvent obstruer le larynx d'un enfant.

A Lyon, quand certains chirurgiens quittent un service d'adultes pour un service d'enfants, ils laissent l'éther pour le chloroforme (Augagneur).

CHAPITRE IX

Chloroforme.

Le chloroforme ($C^2 H Cl^3$), découvert par Soubeyran et Liebig, étudié par Dumas, se prépare en traitant le chloral par la soude. Le chloroforme se sépare en tombant au fond du vase; on le décante et on le rectifie ensuite au bain-marie.

Les traités de chimie indiquent divers modes de préparation, mais cette étude est sans intérêt pour le chirurgien.

Le chloroforme est un liquide incolore, d'une odeur agréable, d'une saveur sucrée. Sa densité est de 1,49 et il bout à 60°8.

Il est peu soluble dans l'eau, très soluble dans l'alcool et l'éther. Il brûle difficilement.

Le chloroforme contient souvent des impuretés; il est facilement altérable sous l'influence de l'air et de la lumière, ce qui explique sa conservation dans des flacons de verre jaune foncé et même des ampoules de verre jaune fermées au chalumeau.

Il se décompose à la lumière du gaz.

Physiologie de l'action anesthésique du chloroforme. — Le premier phénomène de l'inspiration de l'anesthésique consiste en une irritation de la muqueuse des voies respiratoires (nez, larynx, trachée), qui produit un ralentissement réflexe de la respiration pouvant aller jusqu'à la syncope. C'est ce que Duret a appelé *syncope laryngo-réflexe*. Ce réflexe syncopal peut aussi se porter sur le cœur, comme l'a montré Frank en étudiant la *syncope cardiaque primitive*. Fr. Frank a, d'ailleurs, indiqué la route centripète du réflexe par le trijumeau ou le laryngé, et sa voie de retour par le pneumogastrique.

Après ces phénomènes, s'observe une sécrétion salivaire très abondante.

L'anesthésique passé dans le sang s'y dissout sans l'altérer, quoi qu'aient prétendu certains physiologistes.

Les sécrétions sont ralenties, la température s'abaisse de quelques dixièmes de degré à quelques degrés (5°, Duménil et Demarquay).

La cause en est le ralentissement des oxydations (*Rumpf Pflüger's Archiv*, XXXIII. — P. Bert, Soc. biologie, 1886).

C'est alors que les vapeurs chloroformiques

vont agir sur les centres nerveux en suivant les principes de succession, d'excitation pré-paralytique, et un troisième qu'ont bien mis en lumière les travaux de Dastre et Morat : la prédominance des effets modérateurs dans le cas où une égale excitation est portée sur le système d'accélération et sur celui de modération.

Nous constatons donc, au début, une période d'excitation cérébrale : délire, hallucination, etc.; puis l'abolition des fonctions de l'écorce cérébrale se montre : c'est le sommeil par anémie cérébrale et modification des éléments nerveux, et le repos.

La moelle est atteinte ensuite par l'action du chloroforme dans sa cellule sensitive (Cl. Bernard). Les nerfs sensitifs sont touchés d'abord à la périphérie, et le centre n'est atteint qu'en dernier lieu. Comme nous l'avons dit au chapitre de l'anesthésie en général, le chloroforme détruit d'abord la sensibilité à la douleur, puis la sensibilité tactile. Bien plus, il y a dans la disparition de cette sensibilité les mêmes phénomènes de succession que dans l'anesthésie générale. La peau du tronc et des membres, qui est du domaine médullaire, perd d'abord sa sensibilité, ensuite la face, l'œil (domaine du mésencéphale), enfin l'oreille (bulbe), qui perd sa fonction la dernière (Dastre).

La sensibilité éteinte, la motilité va subir l'influence chloroformique : il n'y aura plus ni mouvements volontaires ni involontaires. C'est la résolution musculaire, la narcose profonde.

Mode d'administration. Appareils. — Les chirurgiens et les fabricants d'instruments de chirurgie ont rivalisé d'ardeur dans la recherche et la construction d'un masque à chloroforme pratique. Je dois reconnaître que leurs efforts n'ont pas été couronnés de succès, leurs inventions leur étant restées pour compte. De même qu'Ollier préférait pour l'éthérisation la vessie de porc avec un peu de gaze, de même Guyon, Tillaux et tous les opérateurs sérieux se contentent du simple mouchoir pour la chloroformisation. Cependant ces appareils étant encore cités dans les livres, il me serait pénible de rompre avec une coutume traditionnelle et je vais en énumérer quelques-uns, mais les plus simples seulement. Les inventeurs que j'omettrai dans ma liste ne m'en voudront pas, mon livre n'ayant aucune prétention à la publicité.

Masques. — Le Fort avait imaginé une boîte en maillechort, percée de deux trous et présentant sur sa paroi supérieure un ressort en fer à cheval permettant de fixer quelques rondelles de gaze.

Guyon fit construire un cadre en fil métallique avec un petit ressort à sa partie supérieure pour fixer une compresse ou un mouchoir.

Malgré l'extrême simplicité de ce masque, Guyon est revenu à la compresse.

L'appareil de Budin se compose de deux armatures métalliques exactement semblables comme forme ; elles sont ovalaires et superposées ; la supérieure est articulée avec l'inférieure et mobile sur elle. On fixe entre les deux armatures un morceau de flanelle, qui se trouve soulevé dans son milieu par un arc de cercle en métal, perpendiculaire à l'armature inférieure à laquelle il adhère. On obtient ainsi un masque très léger, qui est facilement manié et ne cache que le nez et la bouche ; on a, de plus, l'avantage de pouvoir changer la flanelle chaque fois qu'on en a fait usage. Le chloroforme est contenu dans un flacon en verre jaune, plan sphérique, muni d'un robinet à levier, qu'un seul doigt ouvre et ferme facilement. Le tout, avec une pince, se met dans une boîte fort élégante. *(Leçons de clinique obstétricale.)*

Je cite pour mémoire l'appareil de Créquy, celui de Reverdin qui fait ressembler le patient à un contemporain des Pharaons ceint de son diadème, et celui de Krohne et Sesemann que je n'ai jamais vu dans les hôpitaux.

Flacons. — Après les masques, les flacons. J'ai parlé de celui de Budin; je note, en passant, ceux d'Adrian et de Vicario, et je termine en recommandant les ampoules fermées à la lampe.

La graduation inscrite sur le verre ne signifie rien pour l'absorption des vapeurs chloroformiques.

Pinces. — Je n'ai aucune prédilection pour certains modèles au préjudice d'autres plus nouveaux. Pourvu que la pince puisse pincer, — ce qui n'arrive pas toujours avec celle de Laborde, — je suis entièrement satisfait. Je n'éprouve aucun remords à transfixer la langue du patient avec une pince aseptique, celle de Berger ou de Nicaise, car j'ai la certitude de tenir la langue solidement. Il est bon d'avoir encore à sa disposition, lorsqu'on pratique l'anesthésie par le chloroforme, des éponges ou des tampons de coton hydrophile montés sur des tiges aseptiques pour nettoyer la bouche, un ouvre-bouche, une pile électrique, un broc d'eau chaude, un thermocautère ou un marteau de Mayor.

Péraire a fait construire une table à trois étagères, dans lesquelles il a réparti tout ce qui est utile à un chloroformisateur.

Mode d'administration du chloroforme. — On exposait dans les anciens traités de chirurgie quatre procédés d'anesthésie chloroformique. Ces quatre procédés se réduisaient à deux en réalité.

J'adopte la division actuelle, plus simple et j'indiquerai : 1° celui des doses massives et 2° celui des doses faibles et continues.

De ces deux méthodes je me hâte d'éliminer la première, car elle est éminemment dangereuse. Pour qui a étudié les phénomènes physiologiques de l'anesthésie par le chloroforme et le mécanisme des syncopes primitives, il ne peut y avoir de doute.

Le plus sûr moyen de provoquer le réflexe laryngé ou pituitaire est de sidérer le patient brutalement. Je dois reconnaître que certains chirurgiens l'emploient encore, mais sans insister sur les raisons de leur préférence.

L'autre procédé a été décrit pour la première fois par Léon Labbé. Depuis, tant d'auteurs ont traité le même sujet que je n'ai pas eu le courage de donner ici la bibliographie.

Il m'a paru plus simple, plus sage et plus sûr de prendre dans les *Leçons cliniques* du professeur Guyon la description de ce mode de chloroformisation. Si peu de chirurgiens, en effet, ont une aussi longue pratique de l'anesthésie que le Maître de l'hôpital Necker, aucun, je crois, n'a aussi nettement marqué sa préférence pour le chloroforme. « C'est, » dit-il, « l'agent auquel j'ai toujours recours, il me paraît être l'anesthésique par excellence, et j'y suis resté très fidèle. »

Avant d'exposer la technique de la chloroformisation, je rappelle les précautions que l'on ne doit pas oublier de prendre :

1° Éviter toute appréhension au malade et, pour lui enlever une crainte bien naturelle, l'endormir dans son lit.

2° Le malade sera à jeun, car les vomissements peuvent contribuer à la suspension de la respiration et des mouvements du cœur.

3° Ausculter le malade. Jadis cette auscultation était de rigueur. Grâce aux travaux de Terrier, Peraire, Huchard, etc., on ne voit aujourd'hui aucun inconvénient à chloroformiser les cardiaques, exception faite, toutefois, des cœurs en dégénérescence graisseuse et dans les cas de lésions mal compensées.

4° Le silence est préférable, lorsqu'on endort un patient, à la méthode qui consiste à faire parler celui-ci. Il se produit, en effet, une concentration de la pensée et de la volonté qui nuit à la bonne marche de l'anesthésie.

5° Enduire le nez et les paupières de vaseline, ôter les fausses dents.

6° Le malade sera couché sur le dos, les mains et les jambes attachées, le cou, la poitrine et le ventre absolument libres.

Dans l'exposé de la technique de la chloroformisation tel que nous l'empruntons au professeur Guyon, le maître décrit les diverses phases de l'anesthésie et la manière de les obtenir, depuis le petit chloroforme, tel que l'emploient les accoucheurs, jusqu'à l'anesthésie profonde, nécessaire aux grandes interventions chirurgicales. Cela me dispensera de subdiviser à nouveau ce chapitre et de le compliquer, sans avantage pour personne.

Technique de la chloroformisation d'après M. Guyon. — « Le procédé *dosimétrique* ou des gouttes est le mieux accepté, mais nous ne nous servons que de la compresse ou d'un mouchoir assez épais; nous commençons toujours en n'y versant que quelques gouttes. Les premières inhalations doivent se faire « à distance », et, suivant le très judicieux précepte d'Alphonse Guérin, nous recommandons au malade de respirer d'abord par « la bouche ». Dès que la pituitaire et la muqueuse laryngo-trachéale ont pris contact avec les vapeurs, qu'elles ne réagissent plus, de nouvelles gouttes sont versées et le mouchoir est rapproché. On applique sa partie supérieure sur les os propres du nez; on saisit le tout solidement d'une main; de l'autre, on applique son extrémité inférieure sous le menton, en disposant les choses de façon à empêcher l'accès de l'air. Puis le mouchoir est retourné, de nouvelles gouttes sont discrètement versées, et il est replacé.

» Nous procédons, vous le voyez, comme les chirurgiens qui recommandent la chloroformisation continue à petites doses.

» C'est ainsi que les vapeurs seront administrées pendant toute la durée de l'opération, « si l'on veut ne pas dépasser la première » période. » La chloroformisation continue, faite avec des gouttes peu nombreuses, discrètement versées, prolonge, en effet, la première période ; c'est le défaut de cette méthode. Nous en profitons pour les petites chloroformisations. Il arrive cependant, chez certains sujets, que la période initiale soit néanmoins franchie et que l'agitation commence ; soulever la compresse, laisser arriver franchement de l'air, ordonner au malade de se tenir tranquille, puis verser très parcimonieusement les gouttes quand on réapplique la compresse, sont les précautions à prendre pour ne pas aller au delà de la première période.

» Pour « arriver à la seconde », nous passons des gouttes au gramme. Il faut sans nul doute très modérément répandre le chloroforme, et il convient de continuer à le verser par gouttes, mais il faut franchement en accroître le nombre. On augmente beaucoup la durée de la chloroformisation en n'acceptant pas la nécessité de cette augmentation de la dose ; nous croyons que l'on risque de faire absorber ainsi une plus grande quantité de chloroforme. Lorsque l'on arrive à ce que j'appelle le gramme, l'emploi des gouttes a permis l'accoutumance ; on ne risque plus les surprises qui, parfois, marquent le début des inhalations. L'emploi des doses plus élevées, mais toujours restreintes, que nous conseillons pour passer, sans trop de retard, de la première période à la seconde et arriver à la troisième, est d'ailleurs très temporaire. Dès que l'agitation se calme, que la respiration devient profonde, qu'en un mot les signes qui annoncent que la période de tolérance va commencer se manifestent, il faut abandonner les gouttes abondantes, qui font le gramme, pour revenir aux gouttes discrètes. Dès ce moment, à moins d'incidents, la chloroformisation se fait comme au début, à petites doses continues. La suspension des inhalations, qui parfois est indiquée pendant la deuxième période, n'est plus de mise dans la troisième. De très petites doses, données sans intermittences, entretiendront l'état de tolérance; on ne sera pas obligé de revenir soit à des gouttes multipliées, soit aux grammes, pour reconquérir le terrain perdu. De cette manière encore, on arrive à donner de moins grandes quantités de chloroforme qu'en s'exposant à reprendre des doses plus élevées[1]. »

Surveillance de l'anesthésie. — Le chloroformisateur doit s'occuper de l'anesthésie. Cette phrase parait une lapaliçade; elle est,

1. *Leçons cliniques.*

en réalité, d'une extrême importance. « On ne doit, » dit Terrier, « se fier qu'à soi-même pour surveiller son malade ; il faut avoir continuellement l'œil sur lui, ne pas se laisser distraire ; » en un mot, le chloroformisateur doit se borner à donner le chloroforme intelligemment.

Au début, dès les premières inspirations, le malade, surpris, a des mouvements respiratoires arythmiques, ou trop précipités ou trop espacés, s'il ne veut pas respirer ou ne sait pas, ce qu'on observe quelquefois, il faut alors tout doucement calmer son appréhension et sa surprise, le faire souffler ou parler tout en continuant l'anesthésique.

Il faut examiner la face : si elle garde sa coloration normale, tout va bien ; si elle pâlit, il faut craindre l'intoxication ; si elle se cyanose, c'est l'asphyxie qu'il faut redouter.

Il faut entendre respirer le malade (Panas), car l'arrêt de la respiration précède l'arrêt du cœur, et si l'on consulte uniquement celui-ci, soit par la palpation thoracique, soit en pressant le pouls, on ne constatera l'accident syncopal mortel que lorsqu'il sera devenu irrémédiable[1]. La respiration, qui devrait rester

1. J'ai vu un appareil sphygmographique destiné à être placé sur la radiale et permettant au chloroformisateur de

normale, est modifiée. La respiration costale supérieure et inférieure diminue; le thorax s'affaisse, tandis que la respiration abdominale prédomine (P. Bert). L'expiration perd de son intensité, le thorax n'a plus de force expansive; il ne faut donc ni s'appuyer dessus ni laisser obstruer la trachée.

Comment on reconnaît le degré de l'anesthésie. — Il y a anesthésie complète lorsque la résolution musculaire est absolue, que le réflexe crémastérien ou vulvaire est aboli. « Je prends trois poils à la vulve, » disait Pajot, « et je tire. » C'est un excellent signe.

Les indications que donnent le réflexe palpébral et le réflexe cornéen sont loin d'être parfaites. J'ai constaté bien des fois que, chez un homme complètement anesthésié, le réflexe palpébral persistait encore, et je ne crois pas que l'on doive ériger en principe absolu la disparition de ces réflexes pour affirmer l'anesthésie.

Combien plus sûre est l'observation des mouvements du globe oculaire. Au début, dès les premières bouffées, les globes oculaires se cachent sous la paupière supérieure. Si l'on

lire sur un petit cadran les modifications du pouls. Je n'en ai pas reconnu l'utilité et me suis toujours borné, selon le conseil de Nicaise et de Fort, à sentir la temporale avec le doigt.

ouvre la paupière, ils manifestent des oscillations en tous sens. Dans une période plus avancée, si le sommeil est très profond, ils reviennent à l'horizontale, puis leurs mouvements se dissocient, les yeux pouvant même se déplacer en sens inverse (Mercier).

Certains auteurs ont pensé que les variations pupillaires pouvaient suffire à connaître le degré de l'anesthésie. Budin et Coyne ont noté que la pupille, dilatée au début, se rétracte peu à peu pour devenir punctiforme pendant la narcose profonde. Ces observations, quoique n'ayant pas la rigueur d'une loi physiologique, n'en sont pas moins intéressantes. Si la pupille punctiforme se dilate brusquement, le malade va s'agiter ou peut-être succomber si la chloroformisation a été poussée trop loin. Si elle se dilate lentement, c'est qu'il faut augmenter le chloroforme pour éviter des vomissements ou des mouvements désordonnés.

La dilatation initiale est-elle due à l'excitation du sympathique, le rétrécissement à celle de l'oculo-moteur? La paralysie de celui-ci entraîne-t-elle la dilatation finale? Toutes ces hypothèses sont vraisemblables, mais non confirmées.

Après l'opération. — Si l'opéré, reporté dans son lit, dans une chambre bien aérée, a le visage reposé et tranquille, il faut le laisser se réveiller seul en mettant un aide auprès de lui. S'il présente, au contraire, de la pâleur, s'il est exsangue, il sera bon de le réveiller par quelques flagellations et de lui parler. Le malade ne devra pas être alimenté avant quatre ou cinq heures, on lui donnera ensuite un peu de champagne, mais il est prudent, pour éviter les nausées et les vomissements, de donner à boire le moins possible.

Accidents légers. — Contre les vomissements pendant la narcose, augmenter la dose du chloroforme; si cela ne suffit pas, comprimer, selon la méthode de Leloir, les phréniques au niveau de l'extrémité sternale de la clavicule. Si ce moyen échoue, Terrier et Péraire recommandent d'appliquer sur le cou une compresse d'eau froide.

Contre le danger que provoquent les mucosités qui peuvent passer dans les voies respiratoires et les obstruer, le plus commode est de les enlever avec un tampon de coton monté sur une tige de bois aseptique.

La physiologie de l'action chloroformique nous apprend qu'il peut y avoir cinq accidents graves, mortels le plus souvent, pendant l'anesthésie; ce sont : la syncope respiratoire et cardiaque primitive, la syncope secondaire ou automatique, respiratoire ou cardiaque, enfin l'apnée toxique ou syncope respiratoire tertiaire.

La syncope primitive est attribuée, depuis les recherches de Laborde, à un réflexe d'origine nasale. Mais il faut qu'au réflexe se joigne quelque chose, car le chloroforme ne peut être le seul des corps odorants capables de le déterminer.

« Nous connaissons, il est vrai, l'une de ces causes prédisposantes : c'est l'émotion. Elle est fort importante; est-il jamais arrivé à l'aide chargé de la narcose, et qui presque toujours flaire son flacon de chloroforme avant de commencer l'anesthésie, de tomber mort sur le coup? Et cependant il opère debout, dans la meilleure des positions pour syncoper.

» Mais je crois qu'à côté de la prédisposition indubitable que constitue l'état anxieux du malade attendant l'opération, il en existe une autre tout aussi importante : l'action nocive du chloroforme pour le cœur. Cette action est bien connue : ce qui paraît au premier abord invraisemblable, c'est qu'elle puisse

se manifester avec une pareille énergie, dès la première bouffée inhalée. Or, à ce sujet, l'expérience nous éclaire.

» Lorsqu'en employant des substances très offensives à l'égard du cœur, les sels de potasse par exemple, ou le chloral, on pratique la première injection intra-veineuse d'une façon un peu brusque, il arrive qu'avec des doses insignifiantes du poison on arrête d'emblée le cœur. Laisse-t-on l'animal à lui-même, il est mort et bien mort. On le ramène à la vie, au contraire, si l'on pratique aussitôt le massage du cœur, soit à travers la cage thoracique intacte, soit après avoir ouvert le thorax et établi la respiration mécanique. Et, dès lors, il sera facile d'injecter sans précaution aucune, et cependant sans accident, des doses deux à trois fois plus fortes que celle qui, tout à l'heure, a provoqué la syncope.

» Le cœur supporte donc très mal le premier assaut que lui livrent certains toxiques, pour lui particulièrement délétères. Et, tout naturellement, l'impression qu'il en ressent est d'autant plus violente qu'il reçoit plus directement le poison. Or, l'inhalation de chloroforme équivaut à l'injection dans le ventricule gauche.

» C'est, me paraît-il, à cette sensibilité fâcheuse de l'appareil intra-cardiaque qu'est due la fréquence de la syncope au début même de la chloroformisation. En admettant que l'impression subie par les nerfs de la pituitaire soit le point de départ d'un réflexe portant sur le cœur, ce réflexe ne devient si dangereux que parce qu'il atteint un organe mis en imminence d'arrêt par l'émotion d'abord, puis par l'arrivée, avec la première large inspiration, d'une notable quantité d'un poison inaccoutumé. Remarquons incidemment qu'avec la potasse, et, chose plus intéressante ici, avec le chloral, l'arrêt se produit sans qu'entre en jeu aucun phénomène réflexe. »

La syncope secondaire est provoquée par une intoxication des accélérateurs cardiaques de la moelle, le chloroforme étant mal inhalé. Cette accélération est forcément suivie d'une paralysie, d'où syncope secondaire due à l'action des pneumogastriques; le bulbe commence à être excité, alors que la moelle se paralyse. Enfin, si la chloroformisation est poussée trop loin, c'est la syncope tertiaire par arrêt de la respiration, tandis que les mouvements du cœur s'accélèrent en s'affaiblissant. C'est l'apnée toxique.

Comment on doit remédier aux accidents graves de la chloroformisation. — Il faut, dès qu'on n'entend plus respirer ou si la pupille se dilate brusquement, retirer la compresse, secouer le malade, lui fouetter la figure avec un linge mouillé, placer sa tête en position déclive, tirer la langue hors de la bouche et faire des tractions rythmées (Laborde). On peut aussi, comme Nélaton, employer l'inversion totale. On peut encore faire respirer de l'ammoniaque par le nez, de l'oxygène par la bouche, du nitrite d'amyle en cas de syncope toxique, enfin faire la respiration artificielle (méthode de Marshall, de Pacini).

Contre l'affaiblissement du cœur et du pouls on emploie le thermocautère, le marteau de Mayor à la région précordiale, des injections d'éther ou de caféine, la faradisation des nerfs diaphragmatiques et des nerfs phréniques.

Cette dernière méthode se pratique avec un appareil d'induction dont un des pôles est placé à la base du thorax, l'autre sur le bord externe du sterno-mastoïdien. Il faut interrompre le courant vingt fois par minute.

Ce procédé est quelquefois dangereux, comme l'a montré Frank : lorsque les nerfs d'arrêt du cœur et leurs centres ne sont pas complètement anesthésiés, car on arrête alors le cœur par excitation de ses nerfs modérateurs. Il est parfois inutile, c'est lorsque le chloroforme a supprimé l'excitabilité des nerfs d'arrêt du cœur. A ce moment, l'électrisation n'a pas de prise sur eux.

On peut encore essayer la faradisation du segment cervico-dorsal de la moelle pour ranimer l'action des accélérateurs cardiaques.

Enfin, Mayor, de Genève[1], conseille le massage du cœur comme le seul moyen rationnel de rappeler l'homme à la vie.

Voici la technique habituelle :

Le médecin se tient à gauche du malade et exerce avec la pulpe du pouce de la main droite des pressions très énergiques entre la pointe du cœur et le bord droit du sternum. Ces pressions sont répétées environ cent vingt fois par minute. Sous leur influence, les pupilles se contractent et apparaît le pouls carotidien artificiel, puis des mouvements respiratoires. (Dr Maas, *Semaine méd.*, 1892.)

Si nous sommes à peu près désarmés contre la syncope chloroformique lorsqu'elle s'est produite, pouvons-nous au moins la prévenir? Et quelles sont les précautions à prendre dans

1. *Presse méd.*, 1904.

ce but? Bien entendu, il faut, autant que possible, employer du chloroforme pur. Pinard attribue l'effet irritant des premières vapeurs chloroformiques sur les muqueuses des voies respiratoires à la présence d'impuretés dont l'inhalation peut être dangereuse. Ces mêmes impuretés peuvent être toxiques au cours de la narcose. Il est donc important de s'assurer de la pureté absolue du produit que l'on emploie.

Voici les caractères auxquels on reconnaît cette pureté :

1° Le chloroforme doit s'évaporer complètement ;

2° Sa densité est de 1,491 à 170 ;

3° Point d'ébullition, 60°8 à 76°4 ;

4° Ne rougit pas le papier tournesol ;

5° Ne trouble pas le nitrate d'argent ;

6° Ne brunit pas par l'acide sulfurique ;

7° Ne se colore pas par la potasse bouillante ;

8° Ne rougit pas par la fuchsine ;

9° L'eau ne le trouble pas. (J. Regnauld.)

Mais il ne faut pas croire que les accidents soient causés plus souvent par les impuretés que par l'agent lui-même, car le chloroforme « le plus pur est encore capable de produire tous les accidents que l'on attribue à son impureté ».

Puisque employer du chloroforme purifié ne suffit pas pour prévenir les accidents chloroformiques, quels sont donc les autres moyens rationnels? Dastre en indique deux : le premier, c'est l'exact dosage de l'agent anesthésique, pratiquement difficile; le second, c'est l'emploi d'une méthode consistant à corriger les effets nocifs du chloroforme par quelque substance convenable : atropine, morphine, etc.

Cette méthode, Dastre a cru la trouver dans l'emploi de l'atropine et de la morphine avant la chloroformisation.

Sa théorie est que l'arrêt du cœur est un phénomène d'excitation et non de parésie.

Si l'on coupe, dit-il, les pneumogastriques à l'animal asphyxiant, le cœur, en arrêt imminent, repart avec un rythme accéléré; il s'agit donc bien d'une inhibition cardiaque, produite par excitation automatique du noyau du vague.

Supprimer l'excitabilité du modérateur cardiaque par l'atropine, c'est supprimer le danger mortel. Et Dastre a fait connaître sa méthode qui a, dit-il, « été vainement proposée aux chirurgiens. »

Je la résume plus loin à l'exposé des méthodes des mélanges.

Procédé personnel. — J'ai pensé que la

syncope primitive étant la plus fréquente et la plus difficile à prévoir, on devait concentrer sur ce point les nouvelles recherches. J'ai été assez heureux pour obtenir d'excellents résultats. Je ne prône pas ma méthode comme la seule bonne, j'avoue même qu'elle n'est pas très pratique et qu'elle est un peu coûteuse, mais je crois bon de la faire connaître. Elle sera peut-être l'origine de nouvelles expériences, et je serai satisfait de la voir donner, entre des mains plus habiles que les miennes, ce que n'ont encore pu donner les autres.

Elle est basée sur un fait physiologique bien connu : l'accoutumance.

Mon point de départ est une expérience de P. Bert rapportée à la Société de biologie le 14 août 1885. Il avait soumis un chien de 6 kilogrammes à la chloroformisation quotidienne pendant trente-deux jours, trente-cinq minutes par jour. Ce chien montra de l'accoutumance en ce qui concerne l'excitation du début. La répugnance des premiers jours fit même place à un certain empressement. L'anesthésie devint plus tranquille à mesure qu'elle fut plus souvent renouvelée. (Soc. biol.)

Ce phénomène de la disparition de la répugnance faisant place à l'empressement me frappa, et je me promis de l'essayer. Ma statistique n'est pas, hélas! considérable, et mes contradicteurs auront beau jeu; mais telle qu'elle est, je l'apporte. Sur dix-sept malades que j'eus à anesthésier dans le courant du premier semestre de 1903, j'employai systématiquement mon procédé.

Pendant les huit jours qui précédèrent l'opération, je fis donner chaque matin aux malades un peu de chloroforme pur dans un flacon ordinaire et leur prescrivis de respirer les vapeurs de ce liquide — que je ne nommais pas — pendant quelques minutes, en ayant soin d'interrompre l'inhalation dès qu'apparaissaient les bourdonnements d'oreille.

Je leur affirmai que cette pratique devait les « tonifier » et leur permettre de supporter plus facilement l'opération.

Les malades, confiants, acceptèrent de bon cœur mes explications et inhalèrent tous les jours quelques vapeurs de chloroforme. Le résultat immédiat fut celui que m'avait appris l'expérience de P. Bert. Les deux premiers jours, il y eut de la répugnance, puis de l'indifférence, à laquelle succéda bientôt un véritable plaisir.

Ces malades étaient, après leur inhalation quotidienne, légèrement assoupis, mais l'aération large de la chambre suffisait à faire disparaître cette tendance au sommeil.

Le jour de l'opération, ils commencèrent eux-mêmes leur anesthésie[1], que je n'eus qu'à continuer avec un mouchoir, selon le procédé ordinaire.

Il n'y eut pas de période d'excitation, et je crois bien que le réflexe, puisque réflexe il y a, fut complètement aboli.

Les suites n'eurent rien de particulier. A aucun moment, il n'y eut d'albumine dans les urines ; la convalescence fut rapide, et deux malades seulement me redemandèrent de leur donner à nouveau du chloroforme pour leur agrément.

Je serais heureux de voir cette méthode appliquée dans d'importants services de chirurgie pour qu'elle puisse être jugée par tous ceux que la question intéresse.

1. Desprès faisait commencer l'anesthésie par le malade lui-même.

DISCUSSION

Indications et contre-indications du chloroforme.

Lorsque j'eus consulté plusieurs auteurs, collationné de nombreux articles, feuilleté quelques monographies et même lu des ouvrages de longue haleine sur l'anesthésie par le chloroforme, je reconnus l'impossibilité de tirer de mon travail des conclusions définitives, les opinions des auteurs étant trop discordantes. Je me souvins alors d'avoir assisté, en 1902, à quelques séances fort intéressantes de l'Académie de médecine, pendant lesquelles la question de l'anesthésie chloroformique avait été vivement discutée. Mes souvenirs, un peu imprécis, me rappelaient des communications remarquables, des statistiques probantes, des arguments irréfutables, statistiques que d'autres, non moins probantes, venaient contredire, arguments irréfutables qui ne résistaient pas à ceux qu'apportait à la tribune le nouvel orateur. Un point seulement était demeuré gravé dans mon esprit : l'unanimité avec laquelle les conclusions du président avaient été adoptées. Malheureusement, j'avais oublié ces conclusions, qui devaient me permettre, par leur incontestable autorité, de résoudre la question. J'ouvris donc les *Comptes rendus* des séances de l'Académie de médecine et je dus reconnaître immédiatement que ma naïveté s'était bercée d'un fol espoir. La question n'était pas résolue. La parole de M. Riche, qui avait rallié l'unanimité des suffrages, concluait à l'impossibilité de formuler des conclusions définitives. « Chacun, » avait-il dit, « couche sur ses positions. » Il ne me restait plus qu'à faire comme mes Maîtres : j'adoptai l'avis du président.

Et nunc erudimini...

Cependant, en l'absence de conclusions, je trouvai dans la lecture de cette intéressante discussion des faits remarquables, je relevai des arguments qui me parurent éclairer la question d'un jour nouveau et je ne résiste pas au plaisir de résumer brièvement ces comptes rendus, dont l'intérêt est grand pour quiconque s'occupe d'anesthésie.

Voici quelles étaient les conclusions de M. Huchard lorsqu'il ouvrit la discussion :

1° Les accidents imputables au chloroforme ne sont pas plus fréquents, dans la majorité des cas, chez les cardiopathes ou les aortiques que chez les malades atteints d'autres affections.

2° Les affections cardiaques ou aortiques ne sont pas des contre-indications à l'anesthésie chloroformique, à la condition qu'elles ne soient pas infectieuses, à l'état aigu, ou qu'elles ne siègent pas sur un organisme trop affaibli et que les cardiopathies chroniques ne soient pas arrivées aux périodes asystolique ou dyspnéique, ou encore qu'elles ne soient pas constituées par des symptômes évidents de symphyse péricardique.

3° Chez les cardiaques et les aortiques, la chloroformisation doit être pratiquée à doses légères, progressives et continues jusqu'à suppression presque totale du réflexe palpébral.

4° Le plus ordinairement, la formule suivante de Sédillot se réalise : le chloroforme bien préparé et surtout bien administré ne tue pas.

M. Berger, M. Bucquoy partagent absolument ces conclusions, en insistant cependant sur ce point : que l'attention du chloroformisateur doit être plus en éveil que de coutume lorsqu'il endort un cardiaque.

M. Chauvel fait observer que le spécialiste en anesthésie, assez facile à trouver à l'hôpital, ne peut guère se rencontrer en temps de guerre ou à la campagne.

M. Le Dentu, tout en reconnaissant le bien fondé des conclusions de M. Huchard, rappelle que certaines lésions du cœur qui échappent au diagnostic peuvent amener des syncopes, et il ajoute quelques phrases que nous retiendrons pour notre conclusion personnelle :

« Nous sommes tous unanimes à reconnaître que le devoir strict du chirurgien est de surveiller la chloroformisation. Dans la pratique, notre accord cesse, et la chose n'est pas pour surprendre, puisque les physiologistes ne sont pas davantage d'accord sur le mécanisme des accidents. Les uns incriminent le cœur, les autres les poumons, d'autres les deux. »

M. Le Dentu recommande la surveillance de la pupille, qui doit se rétrécir graduellement. Pour lui, le chloroformisateur spécialiste n'est pas à dédaigner. En terminant, il déclare préférer l'éther, qui lui paraît moins dangereux.

M. Lucas-Championnière croit aussi à l'innocuité de l'anesthésie chloroformique chez les cardiaques. Il estime qu'il y a plus de danger chez les pulmonaires, car la syncope respiratoire est, à son avis, l'*initium* des accidents.

Aussi, dit-il avec Panas, il faut entendre respirer le sujet. Pour lui, le spécialiste est inutile et la formule de Sédillot est déplorable dans son absolutisme.

M. Guyon a noté depuis longtemps le peu de danger que présentait le chloroforme pour les cardiaques bien préparés suivant la méthode de Huchard, exception faite des cœurs en état de dégénérescence graisseuse. Les hémorragies sont, dit-il, une cause fréquente de désastre anesthésique. Il l'a constaté plusieurs fois.

Pour lui, le pouls, la respiration, la pupille doivent être surveillés ; rien ne doit être négligé. Il rappelle, en terminant, le mode de chloroformisation en usage dans son service depuis de si longues années et qui reste comme le *modus faciendi* le plus parfait, à l'heure actuelle, de l'anesthésie chloroformique.

M. Brouardel, comme médecin légiste, a examiné vingt-cinq cas de mort par le chloroforme sans rien noter qui puisse être généralisé.

Les morts subites sur la table à opération se voyaient, dit-il, avant la pratique de la chloroformisation, et c'est une notion qu'il ne faut pas oublier. C'est par une *susceptibilité spéciale*, pouvant amener la mort par arrêt subit de la circulation, surtout dans les régions innervées par les branches terminales du trijumeau, les nerfs laryngés supérieurs et inférieurs.

M. Huchard, résumant alors la discussion, dit : « Les morts par le chloroforme sont dues soit *au chloroforme*, soit *au procédé de chloroformisation*, soit *au chloroformiste*, soit *au chloroformisé*. Il reste, celui-ci, avec son hyperesthésie nerveuse, contre laquelle on ne peut rien, à moins que le bromure d'éthyle ou les injections de Laborde...

» En somme, la formule de Sédillot doit être ainsi modifiée : le chloroforme bien préparé, bien administré, sur un malade bien préparé, tue rarement. »

M. Laborde affirmant alors l'effet merveilleux de ses injections, MM. Le Dentu et Championnière assurent n'en avoir retiré que des désagréments.

M. Richelot est partisan de l'emploi du bromure d'éthyle au commencement de l'anesthésie; mais ses collègues ne paraissent pas partager son enthousiasme pour ce procédé.

C'est alors que le président, M. Riche, voyant le désaccord persister, conclut : En somme, chacun couche sur ses positions.

Pendant que se produisait cette mémorable discussion sur l'anesthésie chloroformique à l'Académie de médecine, une autre, presque aussi intéressante, se poursuivait parallèlement, à la Société de chirurgie.

Sans méconnaître le laryngo-réflexe syncopal du début, MM. Poirier, Delbet, Reynier, Bazy et leurs collègues attribuent les décès subits sous le chloroforme à la frayeur, qui provoque chez les malades une syncope mortelle.

M. Reclus rappelle, à ce propos, les faits bien connus de Cazenave, de Bordeaux, et de Verneuil, qui virent succomber leurs malades par un simple tracé sur la peau.

M. Richelot conseille contre la syncope laryngée primitive, comme il l'avait fait à l'Académie, les inhalations de bromure d'éthyle au commencement de l'anesthésie chloroformique; mais M. Guinard, à qui ce procédé n'a pas réussi, manifeste son scepticisme.

La discussion des effets physiologiques reprend de plus belle, mais chaque chirurgien s'en tenant à sa propre expérience, ne faisant à son collègue aucune concession, toute conclusion ralliant l'unanimité des suffrages est écartée.

Indications. — Des controverses que nous venons de résumer, des travaux que nous avons consultés, il semble résulter que le chloroforme a, comme l'éther, d'irréductibles partisans et que si nous voulons établir des indications particulières à cet agent, c'est dans les contre-indications de l'éther que nous allons les trouver.

Nous avons appris avec les partisans de l'éther[1] que celui-ci ne doit pas être employé dans la chirurgie cérébrale, chez les enfants, chez les pulmonaires, dans les cas d'opérations de longue durée, etc. Nous aurons donc, dans ces cas, recours au chloroforme.

Les contre-indications de la chloroformisation sont celles de toute anesthésie. On sait qu'il ne faut pas administrer les anesthésiques chez les malades affectés de cardiopathies mal compensées, à leur dernière période, chez ceux qui présentent de la symphyse cardiaque ou de la dégénérescence graisseuse du cœur, « chez ceux qui sont encore sous le coup de cette stupeur, de cet affaissement nerveux qui s'observe dans les grands traumatismes[2]. » Dans ces cas, il ne faudra pas,

1. Chapitre précédent.
2. Fort, *Pathol. chir.*, 1873.

par conséquent, employer le chloroforme. Mais il n'existe pas, avec cet agent, de contre-indications assez spéciales pour obliger le chirurgien à employer l'éther ou tout autre anesthésique.

Pourquoi je n'ai pas fait de parallèle entre l'éther et le chloroforme.

J'ai dit, dans mon Avant-Propos, que j'avais jugé peu scientifique le parallèle que les auteurs, depuis la découverte de l'éther et du chloroforme, ont voulu faire de ces deux anesthésiques. En effet, lisez les arguments des uns et des autres : ceux-ci s'appuient sur la statistique, ceux-là sur la physiologie; quelques-uns, dont les écarts de l'imagination doivent être surveillés, basent leur préférence sur des théories « qui leur coûtent peu et valent juste ce qu'elles coûtent »; d'autres, enfin, ayant pour constante préoccupation de relever le prestige de l'agent anesthésique que leurs confrères viennent d'amoindrir, se laissent aller à refuser tout crédit à la physiologie pour adopter seulement ce qu'enseigne, disent-ils, la clinique.

Il en est, comme à Lyon, qui veulent à tout

prix démontrer la supériorité de l'éther. Ceux-là prétendent avoir constaté qu'il est moins dangereux que le chloroforme, que l'anesthésie est plus rapide et peut être confiée à un aide quelconque. Ils ajoutent que l'éther renforce les pulsations cardiaques, altère moins les reins que le chloroforme, ne provoque que rarement des vomissements, enfin que le réveil des opérés est plus rapide, plus facile et n'est pas suivi d'abattement.

A ces arguments, les chloroformistes à outrance opposent l'action plus rapide du chloroforme, l'atténuation de la période d'excitation, l'économie de sang qui résulte de son emploi, la rareté de l'apnée toxique si fréquente avec l'éther; ils vont même jusqu'à vous dire, pour entraîner votre conviction, que le chloroforme est peu volatil et très difficilement inflammable.

Êtes-vous partisan de l'éther? Lisez cet exposé de Blauel sur la pression vasculaire chez l'homme pendant la narcose :

Dans 79 pour 100 des cas, l'administration de l'éther provoqua une augmentation de la pression sanguine; dans 9 pour 100, la pression fut à peu près normale; dans 12 pour 100, elle s'abaissa, ce qui pouvait être dû à la cachexie ou à des hémorragies. (Tous les sujets étaient, en effet, des affaiblis ou des cachectiques.)

La courbe de la pression présenta d'ordinaire, au début, une ascension rapide, puis des oscillations dues quelquefois à de nouvelles doses d'anesthésique ou à des actes opératoires; jamais il n'y eut de dépression brusque. Au moment du réveil, la pression était normale dans 33 pour 100 des cas, supérieure dans 35 pour 100, inférieure dans 32 pour 100 (tonomètre de Gärtner).

Avec le chloroforme (appareil de Kappeler), l'auteur a vu, d'abord, qu'une injection de morphine n'avait aucune action sur la pression sanguine.

Celle-ci fut supérieure à la normale chez 10 pour 100, ne fut pas influencée dans 8 pour 100 et diminua dans tous les autres. Tous les sujets étaient vigoureux.

La courbe présenta, d'abord, une augmentation, puis des oscillations irrégulières et, enfin, des chutes considérables, sans motif connu. Au réveil, la pression était supérieure et normale pour la moitié des opérés, inférieure chez l'autre.

L'auteur vous fait remarquer que les patients

chloroformisés étaient de très robuste constitution, tandis que les éthérisés étaient, hélas! de lamentables loques au point de vue physique.

N'êtes-vous pas convaincus : voici une petite note de Renaut, de Lyon, nous montrant les effets nocifs du chloroforme sur le rein :

« Tous les animaux tués par le chloroforme ont un rein dans lequel on ne peut fixer la bordure en brosse des cellules épithéliales des tubes contournés. Or, cette bordure, formée de cils courts noyés dans une substance hyaline molle, constitue l'ultime filtre électif de la sécrétion propre des cellules épithéliales des tubes contournés. Cette sécrétion, dont on commence à saisir les préproduits, est certainement très importante puisqu'elle est représentée dans tous les reins. Elle apporte donc un contingent important à la sécrétion urinaire.

» Ainsi la chloroformisation commence par mettre l'émonctoire rénal en instance, sinon en état d'insuffisance : cela chez des opérés soit déjà infectés, soit exposés à un aléa d'infection. »

Vous répondez que les chirurgiens les plus compétents, les accoucheurs sont d'accord pour reconnaître l'innocuité du chloroforme chez les albuminuriques; vous prétendez que des expériences de physiologie aussi sérieuses que celles de Blauel ont donné des résultats contraires? C'est possible; allez-vous en conclure que les travaux de Blauel et de Renaut n'ont aucune valeur et que, même s'ils en avaient une, vous seriez partisan du chloroforme sans restriction?

J'ai le malheur de ne pouvoir accepter comme raisonnable une opinion aussi intransigeante et de trouver ridicule autant que peu scientifique la manie de comparer qui sévit chez les auteurs à l'heure actuelle.

Je dois reconnaître qu'elle ne date pas d'hier. Depuis que Flourens, après ses premières expériences avec le chloroforme, a écrit : « si l'éther sulfurique est un agent merveilleux et terrible, le chloroforme est plus merveilleux et plus terrible encore, » presque tous les anesthésistes ont voulu établir un parallèle entre les deux anesthésiques, parallèle qu'ils terminaient par l'éloge dithyrambique de l'un, chargeant alors l'autre de tous les méfaits, ou par le panégyrique du second, s'étonnant qu'un chirurgien consciencieux puisse encore, après leurs bonnes raisons, employer le premier.

C'est un des travers de l'esprit humain de se laisser entraîner à croire trop aisément ce qu'il désire.

Ce travers doit être combattu. Cela évitera bien d'inutiles controverses, dans lesquelles les sophistes de la science (il y en a beaucoup) apportent la partialité dont ils sont coutumiers et retardent, par de stériles discussions, l'établissement de principes définitifs qui constituent le véritable progrès.

Dans une page fort intéressante, Dastre a déjà condamné cette manie de la comparaison des substances anesthésiques.

« On comprend, » dit-il, « la stérilité et l'inutilité des discussions dans lesquelles on prétend établir d'une façon absolue que l'une des deux substances est plus dangereuse que l'autre.

» Aucune statistique ne pourra consacrer un pareil résultat, au moins directement. Une critique bien faite pourrait seulement montrer si la cause de mort la plus fréquente est la syncope secondaire, et s'il en était ainsi, comme nous ne sommes pas éloignés de le croire, la conclusion serait évidemment en faveur de l'éther.

» Mais exprimer ainsi une préférence générale et exclusive en faveur de l'un des anesthésiques, c'est revenir à une erreur de doctrine pareille à celle de ces médecins qui, sans tenir compte de l'indication, voulaient décider l'Académie, vers 1833, à choisir pour traitement de la pneumonie entre les saignées et les purgatifs. Il est des cas où le chloroforme convient; il y en a où l'éther doit être préféré.

» Avons-nous, à l'heure actuelle, des raisons absolument décisives pour déterminer notre choix? Voilà le premier problème à poser; c'est celui que tous les chirurgiens discutent depuis tantôt cinquante ans.

» De prime abord, il semble aisé de le résoudre par des chiffres et de donner à la question une solution exactement mathématique: chaque méthode, pour cela, n'aurait, semble-t-il, qu'à compter ses morts. C'est là, précisément, qu'est la difficulté, les morts de cette espèce étant toujours de ceux qu'on préfère enterrer sans bruit. On publie généralement les cas qu'on ne saurait cacher; mais combien de faits malheureux, surtout dans la clientèle privée, se dérobent discrètement à la curiosité des statistiques! Aussi ne peut-on correctement établir de telles évaluations que sur la pratique hospitalière, où tous les accidents d'anesthésie sont proprement de notoriété publique. Encore de semblables calculs n'ont-ils une valeur absolue que s'ils portent sur de très gros chiffres; et les séries insuffisantes sont, à ce point de vue, entièrement négligeables. N'entend-on pas, de temps en temps, des opérateurs convaincus présenter avec sérénité des observations dans ce genre : « J'emploie depuis » un an un nouveau procédé de narcose, et, » jugez de son excellence, je n'ai pas eu un cas » de mort sur quatre cents anesthésies. » Il n'est guère à cela qu'une chose à répondre : « Vous » n'avez encore droit, sur vos quatre cents cas, » qu'au dixième environ d'une mort, d'après les » statistiques existantes. Vous seriez donc fort » en avance en nous en présentant dès à présent » un cas. Revenez dans huit ou dix ans, quand » vous aurez quatre ou cinq mille faits; si » votre statistique alors garde encore sa vir» ginité, on pourra juger que votre méthode » n'est pas plus mauvaise que les autres. »

Au fond, ce n'est pas avec des relevés personnels qu'on peut apporter dans le débat des arguments documentaires utiles. Si large que soit la pratique d'un chirurgien, les quinze ou vingt mille anesthésies qu'il peut, au maximum, produire ne répondent, au maximum aussi, qu'à quatre ou cinq cas probables de mort : ce nombre est trop peu élevé pour que, s'il s'écarte, en un sens ou dans l'autre, des chiffres donnés par les moyennes antérieures, on ne puisse accuser la série d'être une série privilégiée ou particulièrement défavorable.

Je ne veux pas discuter ici l'opinion de Mayor, qui semble croire à la valeur d'une méthode qui consisterait, dit-il, à analyser les faits cliniques en s'appuyant sur les faits expérimentaux et réciproquement, méthode pouvant faire cesser la querelle toujours renaissante au sujet des mérites respectifs de l'éther et du chloroforme. Jamais, ajoute-t-il, aucune statistique personnelle ou générale, jamais l'opinion d'un chirurgien si expérimenté soit-il, ne peut suffire à formuler une conclusion.

Il me sera permis, toutefois, de faire remarquer que la méthode de Mayor serait insuffisante ou trop complexe. Il faut toujours, en matière d'anesthésie, rappeler la phrase de Huchard : « Les morts sont dues soit au chloroforme, soit au procédé de chloroformisation, soit au chloroformiste, *soit au chloroformisé.* »

Il en est de même pour l'éther. Comment alors analyser la part de chacun de ces éléments dans les accidents provoqués par l'anesthésie?

Je crois que ce pourrait être difficile. S'il fallait, de toute nécessité, exprimer une préférence et la motiver, combien j'aimerais mieux les arguments des chirurgiens américains!

Le Dr Francis Munch, de Paris, a rapporté, dans la *Semaine médicale,* que dans le Nord des États-Unis l'éther est seul employé, tandis que le chloroforme est préféré dans le Sud. Les raisons de cet exclusivisme, écrit notre éminent confrère, sont d'ordre historique. C'est par orgueil local que Boston est restée fidèle à l'éther. On sait, en effet, que c'est au Massachusetts general Hospital de cette ville que l'éther fut employé pour la première fois. Les villes voisines, New-York, Philadelphie, Baltimore ont suivi son exemple et son influence. En effet, cette influence de l'Université de Harward sur le développement intellectuel des États-Unis a toujours été considérable; son École de médecine a longtemps, avec celle de l'Université de Pensylvanie, constitué l'un des deux seuls centres médicaux importants de l'Amérique du Nord.

Dans le Sud, on préfère le chloroforme à cause de l'influence de la Nouvelle-Orléans. Or, à la Nouvelle-Orléans, on ne pouvait guère faire de la chirurgie, jusqu'à ces dernières années, qu'à la condition de venir de Paris. Et à Paris le chloroforme est l'anesthésique de prédilection.

Il n'est pas question, dans tout cela, de pneumonies post-opératoires, de syncopes préopératoires, il n'y a là rien de scientifique; pourquoi n'adopterions-nous pas un raisonnement analogue?

Étudierait-on à Paris? On reconnaîtrait avec Guyon, Tillaux, Championnière et les autres chirurgiens que le chloroforme est certainement le meilleur des anesthésiques.

Passerait-on à la Faculté de Lyon? Aussitôt, avec Poncet, Jaboulay, Renaut, on affirmerait l'innocuité de l'éther, sa supériorité incontestable sur le chloroforme, qu'on déclarerait dangereux pour le cœur et pour les reins.

Sic vos, non vobis...

Cette méthode éviterait bien des discussions.

Les maîtres se réjouiraient de voir leur opinion si bien partagée et les opérés n'auraient rien à y perdre. Quoi de plus consolant?

Mais la médecine peut-elle se passer de discussions, elle qui est, de toutes les sciences, « la plus incertaine, la plus trouble et agitée de plus de changements ? »

CHAPITRE X

Méthodes des mélanges.

Nous avons vu que certains physiologistes ou chirurgiens, pour éviter les accidents terribles de l'anesthésie, avaient essayé de combiner l'action de plusieurs agents anesthésiques, de façon à prendre à chacun d'eux ce qu'il avait de bon et laisser de côté ce qui pouvait être dangereux.

Ces diverses méthodes ayant donné de médiocres résultats, on ne m'en voudra pas de les résumer sans y ajouter plus d'importance qu'elles n'en méritent.

Chloroforme et alcool. — Snow employait un mélange de 1 p. d'alcool pour 4 p. de chloroforme, la présence de l'alcool ayant pour but de diminuer la tension des vapeurs de chloroforme. En Allemagne, dans ces dernières années, on avait fondé quelques espérances sur le chloralchloroforme, qui contient 1,5 à 2 p. d'alcool, mais on a signalé plusieurs cas de mort.

Chloroforme, alcool et éther. — Cette mixture, proposée par la commission du chloroforme en Angleterre, où elle est connue sous la marque ACE et assez souvent employée, contient 1 p. d'alcool, 2 p. de chloroforme et 3 p. d'éther; on a eu par son emploi des cas de mort. M. Perrin la repousse comme une complication inutile.

Chloroforme et oxygène. — Neudörfer a préconisé l'anesthésie par le mélange d'oxygène et de vapeurs de chloroforme. Kreutzmann a appliqué cette méthode à l'aide de l'appareil à chloroforme de Junker (flacon à deux tubulures dont l'une est reliée à un masque spécial et dont l'autre s'adapte avec une soufflerie de Richardson). Au lieu d'air, il envoie, au moyen de la soufflerie, de l'oxygène contenu dans un grand ballon en caoutchouc, lequel se charge de vapeurs de chloroforme dans le flacon.

Roth a inventé un appareil pour rendre pratique ce mode d'anesthésie. M. Kirmisson, qui l'a utilisé, communiquait récemment à l'Académie de médecine le résultat de son expérience sur 230 petits malades.

Il lui semble qu'il réalise un progrès dans les opérations longues; ce procédé permet d'éviter les alertes si fréquentes, quoi qu'on dise, dans la chloroformisation ordinaire. On administre en général 60 centigrammes de chloroforme par minute et environ trois litres d'oxygène.

Dans les opérations de longue durée, on peut abaisser ce taux. Ainsi l'auteur a fait chez un petit garçon une opération d'hypospadias périnéo-scrotal qui a duré cinquante-deux minutes, et on n'a administré pendant ce temps que 16 grammes de chloroforme.

Cependant le temps nécessaire pour amener l'anesthésie est plus long par ce procédé que par le procédé des compresses à l'air libre ; il faut ici cinq à six minutes pour obtenir l'anesthésie. Mais la période d'excitation semble supprimée ; le pouls est plein, franc ; la respiration est égale, calme ; les vomissements semblent moins fréquents.

Diméthyl-acétal et chloroforme. — Le mélange s'obtient avec 1 volume de chloroforme pour 2 volumes de diméthyl-acétal ; proposé par Mering, il a été employé un assez grand nombre de fois par E. Fischer à Strasbourg.

Fischer l'a administré au moyen du masque de Skinner-Esmarch, analogue à celui de Guyon. Le mélange est versé goutte à goutte et d'une manière continue sur le masque, précaution sans laquelle le malade se réveillerait rapidement. Au début de la narcose, le masque est tenu éloigné de la bouche, puis rapproché peu à peu.

L'aspiration de ce mélange n'occasionne ni irritation des muqueuses ni toux; la période d'excitation est insignifiante et n'est pas accompagnée de nausées; les vomissements sont rares. L'activité du cœur se maintient mieux qu'avec le chloroforme; la respiration surtout est beaucoup plus régulière; accélérée au début, elle ne se ralentit que modérément. Le réveil a lieu sans laisser à sa suite de la céphalée. Il faut, pour obtenir l'anesthésie, quinze minutes chez l'adulte et moins chez l'enfant et la femme. Mais on a eu des cas malheureux (Chavasse).

Méthode de Cl. Bernard et Nussbaum

(MORPHINE ET CHLOROFORME)

Cette méthode consiste à faire, une demi-heure avant la chloroformisation, une piqûre de morphine.

Ses avantages seraient de supprimer la période d'excitation et le danger de la syncope laryngo-réflexe, mais elle favoriserait la syncope tertiaire et produit un abaissement de température dangereux.

Méthode de Richelot.

Consiste à commencer l'anesthésie par le bromure d'éthyle et à la continuer par le chloroforme. Quoique bien défendu par cet éminent chirurgien, ce procédé ne paraît pas supérieur à celui de la chloroformisation ordinaire.

Méthode de Forné.

(CHLORAL ET CHLOROFORME)

La combinaison de ces deux anesthésiques supprimerait la réaction du début, mais elle a l'inconvénient grave de déprimer les malades.

Méthode de Trélat.

Elle consiste dans l'association du chloral et de la morphine, que l'on fait prendre au malade, avant la chloroformisation, dans la potion suivante :

Chloral.	5-9	grammes.
Sirop de morphine. .	40	—
Julep.	120	—

Elle a les mêmes inconvénients que les méthodes précédentes.

Procédé de Clover.

Il consiste à commencer l'anesthésie par le protoxyde d'azote et à la continuer par l'éther. Outre qu'il ne présente pas de grands avantages sur l'emploi d'un seul de ces anesthésiques, ce procédé a un plus grave inconvénient, c'est que, d'après les expériences de P. Bert, l'association de l'éther et du protoxyde d'azote constitue un mélange détonant.

Je cite simplement la méthode d'Obalinsky. Ce chirurgien associe la cocaïne et le chloroforme. Aucune raison physiologique n'autorise cette association, qui n'a pas donné plus de sécurité que les autres procédés.

On a mélangé l'alcool, l'éther et le chloroforme. Cette méthode favorise-t-elle, comme on l'a prétendu, l'action du chloroforme? C'est possible, mais les dangers de l'anesthésie sont loin d'être supprimés.

Méthode de Dastre et Morat.

(MORPHINE, ATROPINE ET CHLOROFORME)

Basée sur la physiologie, cette méthode a le tort d'être trop physiologique, et, quoi qu'en disent ses promoteurs, elle n'assure pas davantage la sécurité de l'opéré. Elle est basée sur ce fait que l'atropine détruit l'excitabilité des filets cardiaques du vague et de leur noyau bulbaire; mais, comme l'atropine provoque de l'excitation, on l'a associée à la morphine. On injecte une seringue de Pravaz, avant la chloroformisation, de la solution suivante :

Chlorhydrate de morphine. .	10 centigrammes.
Sulfate d'atropine.	5 milligrammes.
Eau distillée.	10 centimètres cubes.

Je retiens, pour juger la méthode, la conclusion des auteurs: «Nous l'avons,» disent-ils, « vainement proposée aux chirurgiens. »

J'ai, à dessein, omis dans ce volume l'étude de l'hypnotisme comme mode d'anesthésie. Les résultats obtenus jusqu'à ce jour sont trop différents et, par suite, trop peu concluants pour qu'on les retienne et que l'hypnotisme devienne une méthode scientifique.

Mais on a essayé de combiner au sommeil hypnotique l'emploi des anesthésiques usuels. On croyait ainsi pouvoir éviter la période d'agitation constatée au début de toute narcose. Les expériences physiologiques de Mlle Stefanowska[1] sur les grenouilles ont montré l'impossibilité d'utiliser un pareil procédé. *Le sommeil anesthésique ne peut s'ajouter directement au sommeil hypnotique, car le réveil s'interpose toujours entre les deux états.* Voici décrite une de ces intéressantes expériences :

Des grenouilles profondément endormies ont été recouvertes d'une cloche sous laquelle on introduisait une éponge imbibée d'éther sulfurique, de chloroforme ou d'alcool absolu. L'effet de l'anesthésique apparaît instantanément, la respiration, qui était à peine perceptible, devient aussitôt très énergique ; au bout de quelques secondes, la grenouille se met à exécuter des mouvements très vifs avec les globes oculaires, qui dans l'hypnose étaient absolument immobiles, puis elle commence à faire des mouvements avec les membres antérieurs, tout en restant encore couchée sur le dos ; elle essaie de se soulever et ne réussit pas du coup, le tronc et les membres postérieurs étant encore inertes. Cependant, après quelques mouvements maladroits et fébriles, la grenouille se retourne sur le ventre et accuse une vive surexcitation : elle saute éner-

1. *Revue de l'hypnotisme,* avril 1904.

giquement contre les parois de la cloche. Cette surexcitation dure de plusieurs secondes jusqu'à une minute ; puis viennent la prostration et l'insensibilité, si l'on ne soustrait pas l'animal à l'action de l'anesthésique.

Le réveil produit par les anesthésiques est constant ; il réussit toujours, sans exception, et est très rapide, cependant l'éther, à raison de sa volatilité plus grande, agit un peu plus promptement que le chloroforme et l'alcool absolu.

CHAPITRE XI

Cocaïne ($C^{17}H^{21}AzO^4$).

Depuis un temps immémorial, les indigènes des Andes utilisaient les feuilles de l'*Erytroxilon coca* pour faire des voyages considérables sans manger, ou tout au moins en n'emportant que peu de nourriture. Les Indiens chiquaient ces feuilles mélangées avec de l'*Élipta*, composé alcalin qui est le résidu de plantes carbonisées. L'effet produit était, d'abord, une sorte de chaleur avec engourdissement suivi d'excitation, qui se traduisait par une augmentation des combustions organiques.

Les voyageurs revenus de l'Amérique du Sud et témoins de cette endurance des indigènes ont raconté à ce sujet des histoires merveilleuses sur les effets de la coca. En réalité, la méthode expérimentale a prouvé que la suppression de la faim était provoquée par l'anesthésie du tube digestif, due au principe actif de la coca : la cocaïne.

Découverte en 1855 par Gardeke, en 1857 par Percy, la cocaïne a été préparée scientifiquement pour la première fois en 1860 par Niemann, élève de Wöhler. En 1862, Schroff, de Vienne, aurait déterminé ses propriétés d'insensibilisation, mais c'est en 1884 que Koller fit connaître son action sur la muqueuse conjonctivale et la fit adopter par les oculistes.

Les applications de cet alcaloïde ne devaient pas rester localisées à la chirurgie oculaire, et l'on reconnut bientôt que toutes les muqueuses soumises à son action étaient insensibilisées. Les physiologistes l'expérimentèrent sérieusement, et, dans ces dernières années, la cocaïne a failli remplacer le chloroforme et l'éther comme anesthésique, ou plutôt analgésique général — puisque la sensation du contact est conservée — dans les opérations de grande chirurgie. Nous reviendrons plus loin sur le procédé employé.

Préparation de la cocaïne. — On obtient la cocaïne en faisant un infusé de coca que l'on précipite par l'acétate de plomb. Il faut ensuite enlever l'excès de réactif par le sulfate de soude, filtrer le liquide obtenu et l'additionner de carbonate de soude, le concentrer et l'agiter avec de l'éther. L'alcaloïde ainsi isolé est purifié ensuite par des cristallisations répétées dans l'alcool.

La cocaïne[1] cristallise en prismes rhomboïdaux obliques, fusibles à 98°, solubles dans l'alcool et l'éther, plus solubles dans l'eau. Sa solution ramène au bleu le tournesol rougi par un acide. Les carbonates alcalins, l'ammoniaque la précipitent, ainsi que les réactifs généraux des alcaloïdes. Chauffée avec de l'acide chlorhydrique ou sulfurique, elle fixe l'eau et donne naissance à de l'acide benzoïque, de l'alcool méthylique et à de l'*ecgonine*, qui cristallise en prismes incolores, très solubles dans l'eau.

La cocaïne s'unit aux acides pour former des sels qui, tous, sauf le chlorhydrate, cristallisent difficilement. Les cristaux de celui-ci sont à quatre pans, ils sont très solubles dans l'eau.

Physiologie de l'action de la cocaïne. — Aurep[2], Laborde[3], Richet et Langlois[4],

1. Langlois, *Encyclop.*
2. Ueber die Cocaïn *(Pfluger's Archiv)*, 1885.
3. Soc. biol., 1884.
4. Acad. des sc., 1888.

Reclus [1], Dastre, Maurel et bien d'autres physiologistes ont étudié l'action locale et générale de la cocaïne sur l'organisme.

Si l'on injecte de la cocaïne sous la peau ou si on en laisse tomber quelques gouttes dans l'œil, on constate aussitôt qu'il y a une vasoconstriction intense. C'est à ce phénomène que fut attribuée tout d'abord l'analgésie obtenue. Mais Arloing a montré depuis longtemps que, même après la section du sympathique chez le lapin, quoique les vaisseaux fussent énormément dilatés, il obtenait encore l'insensibilité de la conjonctive en y instillant quelques gouttes de solution cocaïnique.

De même, la pilocarpine, qui dilate les vaisseaux, laisse persister l'anesthésie. Il se produit donc une action directe sur les fibres terminales sensitives et même sur l'élément musculaire, qui cesserait d'être excitable au courant électrique.

Arloing a constaté qu'il y avait un changement temporaire, une altération passagère des éléments nerveux touchés. Il a vu, dans une de ses plus remarquables expériences concernant l'action de la cocaïne sur le sciatique, qu'il se produisait une dissociation des

1. *Rev. de chirurgie*, 1889.

fibres nerveuses au voisinage de la gaine de Schwann.

L'action générale de la cocaïne n'est pas moins intéressante à étudier.

Introduite dans l'organisme par la voie sous-cutanée, veineuse ou stomacale, elle détermine des phénomènes d'hyperexcitabilité neuro-musculaire qui peuvent aboutir à des convulsions mortelles. Sous l'influence de l'injection intra-veineuse, le chien présente d'abord des phénomènes d'hallucination. La pupille est dilatée, la sécrétion salivaire exagérée. Il court en tous sens, sans but déterminé, — signe évident d'une action sur les centres cérébraux. L'agitation de l'animal amène une élévation de température considérable; puis les convulsions tonico-cloniques apparaissent. On peut encore (Richet et Langlois) sauver l'animal en le refroidissant brusquement sous un jet d'eau froide; les convulsions ne tardent pas à cesser.

Lorsqu'on emploie des doses de cocaïne capables de provoquer ces phénomènes d'intoxication, on constate, après la période des convulsions, de l'analgésie périphérique. Le chien a perdu toute relation sensitive avec le monde extérieur.

Par suite de la vaso-constriction, le cœur, d'abord accéléré, devient irrégulier, intermittent; la respiration s'accélère à son tour; il y a des vomissements, des borborygmes jusqu'à la disparition des phénomènes cocaïniques.

Sur quels centres s'exerce l'action convulsivante de la cocaïne?

La moelle est évidemment touchée: c'est l'avis de tous les physiologistes; mais, tandis que certains ont vu cesser les convulsions après la section médullaire, d'autres attribuent, au contraire, ces mouvements tonico-cloniques à l'excitation de la moelle.

Laborde les croit surtout d'origine bulbaire.

D'ailleurs, cette marche régulière de l'empoisonnement par la cocaïne chez les animaux ne se produit pas chez l'homme. Les effets observés par les cliniciens sont très variables. Je les étudierai avec les accidents de la rachicocaïnisation.

Modes d'emploi de la cocaïne. — La cocaïne a été d'abord utilisée pour provoquer l'analgésie locale. Nous avons rappelé que Koller avait montré ses effets sur la muqueuse conjonctivale; on s'en servit ensuite en injections sous-cutanées pour de petites interventions ou lorsqu'il semblait exister une contre-indication absolue à l'emploi de l'éther ou du chloroforme.

C'est à Reclus et à ses admirables travaux sur la question que nous devons de savoir utiliser aujourd'hui ce précieux agent comme analgésique local sans danger. Comme la méthode à laquelle Reclus a attaché son nom est devenue classique, nous n'y insisterons pas, nous nous bornons à résumer les points essentiels de sa technique.

Injections intra-dermiques de cocaïne pour l'analgésie locale. Méthode de Reclus. — « Sur le trajet de l'incision projetée, avec l'aiguille de la seringue, on fait une piqûre à la peau; mais, pour ne la point traverser, il faut prendre bien soin de donner à l'instrument une direction presque parallèle à celle du tégument. Aussitôt que la pointe de l'aiguille est en plein derme, on pousse le piston de la seringue afin de faire sourdre quelques gouttes de liquide; dès lors, si l'aiguille avance lentement, son passage ne peut plus être perçu par le patient, car la cocaïne anesthésie les tissus où la pointe va pénétrer. A partir de ce moment, on pousse d'une manière lente et continue la seringue, et l'aiguille chemine dans l'épaisseur de la peau, où elle trouve une résistance. Si celle-ci venait à manquer, on aurait traversé la peau. Deux signes indiquent qu'on est dans la bonne voie : la peau se boursoufle, pâlit, puis revêt une teinte livide sur le trajet de l'injection. »

Quelques chirurgiens ont essayé de modifier ce *modus faciendi;* leurs tentatives n'ont pas réussi, et il n'existe guère, actuellement, que deux autres procédés d'analgésie locale cocaïnique : celui de Schleich, ou méthode d'infiltration, et celui de Harvey Cushing, qui consiste à injecter la cocaïne dans la gaine des plexus nerveux et des nerfs principaux pour obtenir l'insensibilité dans les ramuscules terminaux.

Méthode de Schleich. — Elle consiste à injecter dans le derme une solution contenant des quantités minimes d'anesthésique, ce qui permet de faire passer dans les tissus une quantité relativement considérable de liquide, qui en détermine l'infiltration. Schleich emploie trois solutions dont voici les formules :

Solution n° 1.

Chlorhydrate de cocaïne	0,2
— de morphine	0,025
Chlorure de sodium	0,2
Eau distillée. . . . . q. s. pr	100cc
Eau phéniquée au 5 0/0.	II gouttes

SOLUTION N° 2.

Chlorhydrate de cocaïne		0,1
— de morphine		0,25
Chlorure de sodium		0,2
Eau distillée	q. s. p^r	100^cc
Eau phéniquée.		II gouttes

SOLUTION N° 3.

Chlorhydrate de cocaïne		0,01
— de morphine		0,005
Chlorure de sodium		0,2
Eau distillée	q. s. p^r	100^cc
Eau phéniquée.		II gouttes

Avec des solutions aussi faibles, l'anesthésie locale par la cocaïne est absolument dépourvue de dangers, et, comme il devient possible d'injecter une assez grande quantité de la solution et d'insensibiliser ainsi une grande étendue de tissus, je suis d'avis que l'analgésie par infiltration peut et doit être employée d'une façon générale à la place des anesthésiques généraux dont l'usage, en raison de leurs dangers, doit être restreint le plus possible (*Semaine médicale*, 15 juin 1892).

Je cite, en passant, les procédés de Marchandé (oléonaphtine), de Corning (beurre de cacao) et de Robson (ligature élastique).

Rachicocaïnisation.

Corning, de New-York, injecte pour la première fois en 1885 une solution de cocaïne contre les vertèbres lombaires et obtient ainsi l'anesthésie des membres inférieurs. En 1886, il modifie son procédé et porte la cocaïne directement dans le canal arachnoïdien. Sicard, en 1899, reprend ces expériences sur les animaux et Bier sur l'homme. Tuffier applique la méthode dans son service, en règle la technique, l'instrumentation et « l'amène d'emblée tout près de la perfection » (Cocheret)[1].

Avant d'aborder l'étude détaillée de la méthode de Tuffier, je crois bon de résumer en quelques lignes l'anatomie de la région sur laquelle on opère.

Anatomie. — La région lombaire étudiée au point de vue de la rachicocaïnisation se compose d'un squelette osseux : les apophyses épineuses des vertèbres lombaires, et de parties molles : les ligaments jaunes et interépineux.

1° *Les apophyses épineuses*, superposées en une crête verticale et réunies par les ligaments interépineux. C'est une cloison verticale et médiane, qui s'élève du milieu des arcs

1. *Clinique générale de chirurgie.*

lamaires et sépare les deux groupes musculaires des gouttières vertébrales.

2° *Les espaces interépineux,* presque horizontaux ou légèrement obliques en haut et en avant, d'une hauteur moyenne de 5 à 6 millimètres.

3° *Les espaces interlamaires,* découpure de la paroi postérieure du canal rachidien. Ces espaces triangulaires ou losangiques ont leur plus grande largeur au niveau du plan médian, où ils s'unissent avec les espaces interépineux.

4° *Les ligaments jaunes,* qui ferment les espaces interlamaires; leur épaisseur est de plusieurs millimètres. Ils s'étendent de la partie inférieure et du bord de la face antérieure de l'arc supérieur au bord et à la partie supérieure de la face postérieure de l'arc inférieur; au niveau de la ligne médiane, ils envoient dans l'espace interépineux un prolongement antéro-postérieur qui sépare les deux parties fibreuses des ligaments interépineux.

5° *Les ligaments interépineux,* insérés au bord des espaces interépineux qu'ils ferment. Leur partie médiane, élastique, est le prolongement du ligament jaune; les parties latérales, fibreuses, couvrent les deux faces de la partie médiane. Ces parties latérales sont formées de faisceaux fibreux qui rayonnent en éventail et se dirigent en bas et en avant, en haut et en arrière; ces mêmes faisceaux fibreux, séparés en un trousseau épais, s'insèrent sur la moitié postérieure du bord inférieur de l'apophyse épineuse sus-jacente, ainsi qu'au tubercule que présente cette apophyse parfois au point d'union de son bord inférieur avec son bord postérieur. En bas, ils divergent et s'insèrent sur les crêtes qui existent sur la face postérieure de l'arc lamaire sous-jacent. L'épaisseur de la couche médiane peut être de plusieurs millimètres ou être une simple cloison.

Le substratum anatomique ainsi décrit, voyons quels sont les plans que l'aiguille devra traverser pour pénétrer dans l'espace sous-arachnoïdien?

1° D'abord *la peau*, épaisse, mobile, fixée seulement sur la ligne médiane par un ligament émané du fascia superficialis.

2° *Le fascia superficialis,* divisible en un certain nombre de feuillets, inséré par son feuillet profond sur les apophyses épineuses.

3° *L'aponévrose sacro-lombaire,* constituée

par le tendon d'insertion spinale du grand dorsal et représentée par un plan continu fibreux, formé de bandelettes obliquement dirigées en bas et en dedans et se continuant en dehors avec le corps charnu du grand dorsal à la partie inférieure; il s'y ajoute d'autres fibres transversales, appartenant au tendon du petit dentelé inférieur et au feuillet postérieur du tendon lamellaire du transverse. A sa partie externe, cette aponévrose présente des trous nombreux pour le passage des vaisseaux et des filets nerveux.

4° *La masse musculaire sacro-lombaire,* qui ne nous intéresse qu'à sa partie la plus interne, celle qui confine à la cloison épineuse. Elle est séparée de l'aponévrose par une couche de tissu cellulo-graisseux. Elle est tendineuse au voisinage de la crête épineuse. Le reste est situé dans la loge ostéo-fibreuse qui fournit les apophyses, les lames, les ligaments, etc.

5° *Les ligaments jaunes,* d'une épaisseur de 4 à 5 millimètres, que l'on doit traverser à leur partie interne, unis avec les ligaments inter-épineux. Ils sont très élastiques.

6° *L'espace épidural,* cellulo-graisseux, en nappe continue autour de la gaine dure-mérienne. Il y a là des plexus veineux très serrés, à mailles entre-croisées, qui enserrent la gaine dure-mérienne au niveau de chaque lame.

7° *La dure-mère* forme autour de la moelle et de la queue-de-cheval une gaine fibreuse et résistante, quoique très mince.

8° *L'espace sous-dure-mérien*, cavité séreuse virtuelle, limitée par les deux feuillets de l'arachnoïde.

9° *L'espace sous-arachnoïdien*, où s'arrête l'aiguille, limité de tous côtés par l'arachnoïde remplie de liquide céphalo-rachidien dans lequel baignent l'extrémité de la moelle et la queue-de-cheval. Ces cordonnets nerveux occupent surtout la partie antérieure du sac arachnoïdien dont la partie la plus large postérieure est libre. Ils forment d'abord un seul faisceau embrassant l'extrémité de la moelle. Vers le milieu de la région lombaire, ce faisceau se divise en deux parties égales, séparées par un espace libre en forme d'angle très aigu à sommet supérieur. Au niveau du quatrième et du cinquième espace lombaire, il a plusieurs millimètres de largeur, et l'aiguille peut s'y loger sans rien toucher.

Enfin, au-devant de la gaine dure-mérienne, entre elle et la face postérieure des corps vertébraux, se trouve le plexus prédureméricn, d'une épaisseur de plusieurs millimètres, formé de nombreuses veines anastomosées. Si l'aiguille traversait de part en part la dure-mère, elle blesserait ce plexus, et l'on pourrait avoir une hémorragie.

Ces notions d'anatomie étaient indispensables pour exposer et comprendre la technique opératoire.

Technique. — Le malade est assis le dos fléchi, la tête dans les mains, les coudes sur les cuisses. Ou bien il est couché dans la position latéro-ventrale, le dos arqué par la flexion des cuisses et de la tête. Ou encore le patient est couché sur le ventre, le bassin soulevé par un oreiller.

Bien entendu, l'antisepsie et l'asepsie sont rigoureusement faites. Ne pas oublier, si l'on ébouillante les instruments, que les sels de potasse et de soude précipitent la cocaïne.

L'instrument de choix est la seringue de Tuffier. On a aussi construit des trocarts capillaires.

Le lieu d'élection pour l'injection intra-rachidienne est le quatrième espace interlamaire. Il est facilement déterminé grâce aux rapports de la quatrième apophyse épineuse avec la ligne biiliaque réunissant la partie la plus culminante des crêtes iliaques. Cette ligne croise la quatrième apophyse épineuse ; on cherche au-dessous la quatrième dépression interépineuse et, à son niveau, le quatrième espace interlamaire, qui est, d'ailleurs, le plus large. En ce point aussi l'espace arachnoïdien est très développé et l'intervalle entre les nerfs de la queue-de-cheval assez important.

La détermination de la fossette dans laquelle il faut piquer se fait par la palpation, elle exige une certaine habitude. Aussi, existe-t-il des procédés qui, pour n'être pas anatomiques, n'en sont pas moins d'une grande utilité pour trouver sans tâtonnements le lieu d'élection de la piqûre.

Le plus simple, à mon avis, et le meilleur, que j'ai fréquemment employé dans ma pratique, est celui du Dr Juvara, de Bucharest. Il l'a indiqué dans la *Semaine médicale* :

Au niveau du quatrième espace interépineux, il applique transversalement le bord d'une pince à disséquer, tenue par ses mors de la main gauche. Le bord de la pince, en appuyant, s'insinue entre les deux apophyses épineuses, déterminant ainsi le niveau de l'espace interépineux et le siège de l'espace interlamaire. Avec la main droite, on saisit alors l'aiguille et on l'enfonce à un centimètre tout au plus de la ligne médiane, juste au-dessous de la pince, en la dirigeant dans un plan transversal très légèrement oblique par rapport au plan médian, de manière qu'il rencontre ce dernier à une profondeur de 25 à 30 millimètres. Il faut tenir solidement l'aiguille.

On a nettement la sensation de la perforation du ligament jaune et on l'enfonce de 8 à 10 millimètres. On sent aussi très bien la perforation de la dure-mère, comme une feuille de papier parcheminé. Le liquide rachidien s'écoule alors, à moins que l'aiguille ne soit obstruée, auquel cas une aspiration avec la seringue suffit à rendre la lumière libre.

On injecte alors de 5 à 15 milligrammes de cocaïne. L'injection doit être faite très lentement et en retirant l'aiguille; on applique sur l'orifice cutané un peu de collodion.

Au bout de cinq à huit minutes, l'analgésie est obtenue, elle dure trois quarts d'heure environ.

Accidents. — Les accidents observés par cette méthode sont ceux que provoque la cocaïne dans l'organisme lorsqu'il y a intoxication : pâleur de la face, sueurs froides, faiblesse générale, refroidissement des extrémités, dilatation pupillaire, accélération des battements du cœur, embarras de la respiration, perte de connaissance, ou bien encore délire, loquacité, excitation, crises nerveuses. Toutefois, les accidents observés dans la méthode de Bier sont plus graves, et l'on a signalé plusieurs cas de mort.

Voici, d'après Tuffier, ce qui se produit dans le plupart des cas :

Aussitôt que le liquide a touché les nerfs rachidiens, 95 pour 100 des malades se plaignent d'engourdissement et de malaise.

Durant l'opération, ils ont de la pesanteur épigastrique, de l'anxiété épigastrique, besoin d'air, font de larges aspirations, ont des nausées, et quelquefois des vomissements. Le pouls va de 90 à 120. Il y a des bouffées de chaleur, de la transpiration et de la pâleur.

Les accidents post-anesthésiques sont des vomissements, des frissons et une élévation de température provisoire.

La céphalalgie est le symptôme le plus fréquent. Elle est quelquefois très violente et peut durer au delà de quarante-huit heures.

Pour remédier à ces accidents, les uns modifièrent la technique opératoire, les autres eurent recours aux médicaments. Ces derniers essayèrent les inhalations de nitrite d'anyle; associèrent à la cocaïne, la morphine, l'antipyrine, le chlorure de sodium; firent des injections d'éther et de caféïne, et même substituèrent à la cocaïne ses dérivés: l'encaïne, la tropocaïne, etc., moins toxiques et moins actifs. Après les expériences de Guinard, montrant que l'eau de l'injection provoquait « des symptômes d'irritation méningée », on substitua à l'eau de la solution le liquide céphalo-rachidien lui-même.

Malgré ce perfectionnement, Guinard observa chez un de ses malades une céphalalgie très violente qu'il attribua à l'hypertension provoquée par l'injection, car elle disparaissait avec le retrait du liquide céphalo-rachidien. Dès lors, il évacua, avant son injection intra-rachidienne, 2 centimètres cubes environ de liquide céphalo-rachidien.

Le Dr Le Filliâtre, ayant constaté que la tension du liquide céphalo-rachidien variait suivant les individus, eut l'idée de ramener cette tension au même point chez tous les opérés. Prenant pour base de son raisonnement que l'injection ne devait être faite qu'après l'évacuation *goutte à goutte* de 6 centimètres cubes de liquide céphalo-rachidien, il attend que ce liquide, s'il sort en jet tout d'abord, ne s'écoule plus que goutte à goutte pour recueillir les quelques centimètres cubes nécessaires à l'hypotension.

En outre, il pique à un centimètre et demi à droite en bas et en dehors de l'apophyse épineuse de la cinquième vertèbre lombaire, au lieu de ponctionner, comme M. Tuffier, à un centimètre de l'apophyse de la quatrième lombaire. Enfin, il se sert d'une solution aqueuse de cocaïne purifiée et stérilisée.

Sur 137 rachicocaïnisations, il n'aurait jamais constaté d'accidents. Mais que prouve une statistique de 137 cas ?

Le dernier travail de M. Tuffier sur cette importante question, qui vient de paraître, indique une nouvelle modification de la technique opératoire. Actuellement, Tuffier emploie une solution de chlorhydrate de cocaïne extrêmement concentrée (à 12 pour 100, une goutte de la solution renferme un peu plus de 0 gr. 005 du sel). Il charge la seringue de 4 centigrammes de cocaïne à 12 pour 100, et quand le canal sous-arachnoïdien est ponctionné, il adapte la seringue à l'embout de l'aiguille et laisse le liquide céphalo-rachidien remplir peu à peu le corps de la seringue. La pression de ce liquide est suffisante pour repousser progressivement le piston de la seringue en verre de Luër. La seringue étant remplie, on refoule lentement dans l'espace sous-arachnoïdien tout son contenu, c'est-à-dire un mélange parfait de solution cocaïnique concentrée et de liquide céphalo-rachidien. L'injection finie, on retire brusquement l'aiguille, on obture l'orifice cutané avec du collodion et on place le malade dans la position chirurgicale.

Ce nouveau mémoire de l'éminent chirurgien est des plus intéressants. Écrit avec cette concision et cette netteté qui sont le propre de l'auteur, il met au point la question de l'analgésie cocaïnique intra-rachidienne et je ne puis que regretter l'apparition tardive de cette étude qui m'eût permis, en la résumant, d'écrire ce chapitre avec plus de logique et plus de précision.

Personnellement, je conseille de ne pas oublier les préceptes de Reclus toutes les fois qu'on emploie la cocaïne: 1° faire manger le malade avant l'opération; 2° le faire coucher; 3° employer une solution faible. C'est jusqu'ici le meilleur moyen de prévenir l'intoxication.

Explication de l'analgésie cocaïnique dans l'injection intra-rachidienne.

Quel est le mode d'action de la cocaïne dans l'injection intra-rachidienne? Tuffier et Hallion admettent avec arguments et expériences à l'appui que l'analgésie consécutive aux injections sous-arachnoïdiennes de solution de chlorhydrate de cocaïne est due à une action sinon exclusive, du moins très prépondérante de l'alcaloïde sur les racines rachidiennes. Le Dr Polubogalov, de Moscou, a fait de longues recherches expérimentales à ce sujet, recherches auxquelles nous devons d'être fixés aujourd'hui tant sur les effets anesthésiques que sur les conséquences désagréables (?) qui les accompagnent trop souvent.

En employant la cocaïne à des doses moyennes, 1 centigramme environ, l'analgésie n'occupe généralement que la moitié postérieure du corps, elle se propage métamériquement d'avant en arrière et disparaît en sens inverse; mais, si l'on met l'animal la tête en bas, la solution a une action plus étendue, elle peut même intéresser les nerfs émanant du bulbe et de la région voisine du cerveau, surtout en forçant les doses de cocaïne (2 à 4 centigrammes). La cocaïne introduite dans l'espace sous-arachnoïdien pénètre dans la moelle et même dans la substance grise, ce que démontre la disparition des convulsions causées par la strychnine, et cela d'autant plus que la quantité de liquide injecté est plus considérable.

Il y a dans le mode d'action de la rachicocaïnisation non seulement l'imprégnation des racines nerveuses, mais aussi des cornes postérieures de la moelle; en outre, il se produit un spasme vasculaire des vaisseaux irriguant la substance grise, consécutivement à la paralysie des vaso-dilatateurs. Quant aux effets des injections intra-rachidiennes de cocaïne sur la pression sanguine, ils consisteraient, contrairement à l'opinion de Tuffier, en une élévation qui commencerait à se manifester au bout d'une ou deux minutes, en même temps que la hauteur des ondulations systoliques augmente, ce qui indique un travail plus énergique du cœur; le pouls, plein et régulier, devient un peu plus fréquent. Ces modifications dépendent, au début, du spasme vasculaire, ensuite de l'influence directe de la cocaïne passée dans le sang sur les centres bulbaires. La respiration est un peu troublée par la cocaïnisation de la moelle, elle s'accélère d'abord légèrement en devenant plus profonde, puis se ralentit et se fait plus superficielle, quoique toujours régulière. La température, après une élévation passagère, redevient normale pour remonter un peu vers le soir. Tous les phénomènes désagréables observés à la suite de ce mode d'analgésie seraient attribuables à l'action immédiate de la cocaïne sur les centres bulbaires et cérébraux. Aussi faut-il employer des solutions faibles (1 pour 100) et n'injecter qu'une petite quantité (1 centimètre cube), pousser l'injection lentement, ne jamais mettre le malade dans la position de Trendelenburg, enfin ne pas opérer sur des individus dont le tronc est peu développé. Avec ces précautions, l'existence de troubles cardiaques ou rénaux n'est pas une contre-indication.

Cette physiologie nous éclaire sur le mode d'intoxication cocaïnique. Voici une explication différente des accidents observés. C'est la théorie de Maurel : « On connaît, » dit cet auteur, « les modifications des leucocytes sous l'influence de la cocaïne. A un degré de concentration suffisant pour donner la forme sphérique aux leucocytes (à 5 ou 10 pour 100), la cocaïne injectée dans les veines du lapin, sauf la veine porte, tue à la dose de 1 centimètre cube par kilogramme d'animal. En employant, au contraire, des solutions faibles (1/400), ne déformant pas les leucocytes, j'ai pu introduire dans les veines du lapin jusqu'à 3 centimètres cubes de cocaïne par kilogramme sans accident.

» Donc, le danger de la cocaïne est dans sa pénétration intra-veineuse en solution assez concentrée pour tuer les leucocytes ou leur donner la forme sphérique, auquel cas ils remplissent le rôle d'embolies, comme je l'ai noté sur la grenouille. »

Il faut conclure de ces diverses théories expérimentales que l'opinion du Dr Le Filliâtre est peut-être encore trop optimiste lorsqu'il écrit : « La rachicocaïnisation restera pour le chirurgien un procédé sûr, facile, et, dans certains cas, bien supérieur au chloroforme. »

Voici, d'autre part, le jugement de Bier :

« Je dois conclure de ces essais que nous ne possédons pas encore une méthode susceptible d'être recommandée aux praticiens. Je n'hésite pas à dire ici que ce procédé est trop dangereux pour être employé couramment. »

La vérité est peut-être dans l'avis de Tuffier que l'injection de cocaïne sous l'arachnoïde lombaire est une méthode qui doit rester dans le domaine chirurgical, et qui sera appliquée avec succès pour les opérations sur le membre inférieur, le périnée, la vessie, le vagin, l'anus et le rectum, les bourses, le testicule, le col de l'utérus, les régions herniaires.

La méthode n'est pas très bonne pour les interventions de chirurgie abdominale en raison des nausées et des vomissements qui peuvent être très gênants ; elle n'est guère applicable aux enfants, aux hystériques, aux malades atteints de myélites, aux vieillards cachectiques.

CONCLUSIONS

Il est d'usage de résumer en quelques lignes les points les plus importants développés dans le cours de l'ouvrage qu'on présente, pour éviter au lecteur une fatigue inutile.

Cette méthode, qui s'inspire des principes les moins contestés de l'hygiène, est à peu près unanimement adoptée aujourd'hui par les auteurs. Cela s'appelle : « Formuler des conclusions. »

Un médecin du XVIIe siècle avait coutume de dire : « Lire beaucoup et manger beaucoup, c'est la même chose : tous les deux font beaucoup de mal à ceux qui n'en font pas une bonne digestion. »

Je ne crois pas que mes lecteurs soient des dyspeptiques cérébraux, et je ne souhaite pas qu'ils aient de la dyspepsie alimentaire, mais je ne puis m'empêcher de reconnaître que le plus sûr moyen d'éviter la dyspepsie de toute nature est de réduire l'alimentation au strict nécessaire.

C'est pourquoi j'écris ces conclusions :

1° *Anesthésie locale.* — Deux méthodes sont entrées définitivement dans la pratique chirurgicale, celle des réfrigérants et celle des injections sous-cutanées ou intra-dermiques.

Des réfrigérants, un seul est couramment utilisé, tant à cause de la facilité de son emploi que de la sûreté de ses résultats, c'est le chlorure d'éthyle en ampoules de verre ou en tubes métalliques (système Bengué).

Les chirurgiens partisans de la seconde méthode se limitent de plus en plus à la cocaïne ou à ses dérivés.

Grâce aux nombreuses études parues ces dernières années sur cet alcaloïde, on est arrivé à éviter les dangers qu'avaient signalés les premiers expérimentateurs.

La méthode des injections intra-rachidiennes, après la période d'engouement du début, ayant occasionné des accidents, semblait tomber en défaveur. De récents travaux sur la question peuvent faire espérer, pour un avenir prochain, sa réhabilitation lorsqu'on connaîtra mieux les moyens de remédier à ces accidents.

2° *Anesthésie générale.* — Opérations de courte durée. Pour les interventions de courte durée (nez, gorge, dents), certains opérateurs préfèrent au chloroforme ou à l'éther, qu'ils redoutent, le chlorure et le bromure d'éthyle, qui leur paraissent moins dangereux.

Il est prudent, avant de conclure à cette innocuité, d'attendre la confirmation des premières statistiques présentées.

Pour les opérations de longue durée, l'éther et le chloroforme sont universellement adoptés.

Les propriétés de ces substances nous sont connues, les règles de leur emploi sont nettement déterminées, leurs contre-indications établies, leurs effets sûrs et leurs dangers *relativement* minimes.

Des quatre éléments qui entrent en jeu dans l'anesthésie, trois nous sont parfaitement connus : l'anesthésique, l'anesthésiste, le procédé d'anesthésie. Reste, comme le dit très bien M. Huchard, le quatrième : l'anesthésié, avec sa susceptibilité spéciale, son hyperesthésie, etc.

Sa susceptibilité spéciale pourra être décelée par un examen médical attentif.

L'hyperesthésie, que les méthodes physiologiques n'ont pu atténuer sans danger jusqu'ici, semble devoir être moins redoutable par le procédé de l'accoutumance.

La préférence accordée à l'éther ou au chloroforme, exception faite pour certains cas où l'opinion est unanime, ne paraît pas reposer sur des bases scientifiques indiscutables.

Les Écoles suivent leurs traditions, les praticiens leurs habitudes. La divergence que nous avons constatée à l'Académie de médecine se retrouve chez les chirurgiens les plus modestes avec des arguments identiques, des statistiques analogues, des faits non moins probants.

Cette discordance, s'il faut en croire notre vieux Montaigne, qui jamais « ne veid un médecin se servir de la recepte de son compaignon », est, d'ailleurs, le propre de l'humanité : « C'est, » dit-il, « la plus générale façon que nature ayt suyvy que la variété, et plus aux esprits qu'aux corps, d'autant qu'ils sont de substance plus soupple et susceptible de formes. Je treuve bien plus rare, » ajoutait-il, « de veoir convenir nos humeurs et nos desseings. Et ne feut jamais au monde deux opinions pareilles, non plus que deux poils ou deux grains; leur plus universelle qualité, c'est la diversité. »

Si quelqu'un me reproche de ne pas me laisser convaincre par les longues statistiques, je lui répondrai, toujours avec Montaigne, que « chez les médecins, fortune[1] vault bien mieux que la raison[2] ».

Je termine en rappelant à mes confrères dont l'esprit ne saurait se « contenter du perpétuel désaccord qui se treuve èz opinions des principaux Maistres », que vouloir déloger ceux-ci « des positions sur lesquelles ils couchent » est le signe d'une prétentieuse naïveté.

1. Hasard, chance.
2. *Essais*, livre II, chap. XXXVII.

TABLE ALPHABÉTIQUE

DES NOMS D'AUTEURS

TABLE DES MATIÈRES

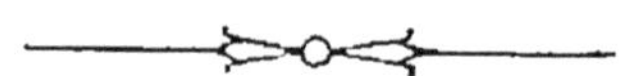

Bordeaux. — Imp. G. Gounouilhou, rue Guiraude, 11.

ANESTHÉSIE
LOCALE ET GÉNÉRALE
PAR LE CHLORURE D'ÉTHYLE

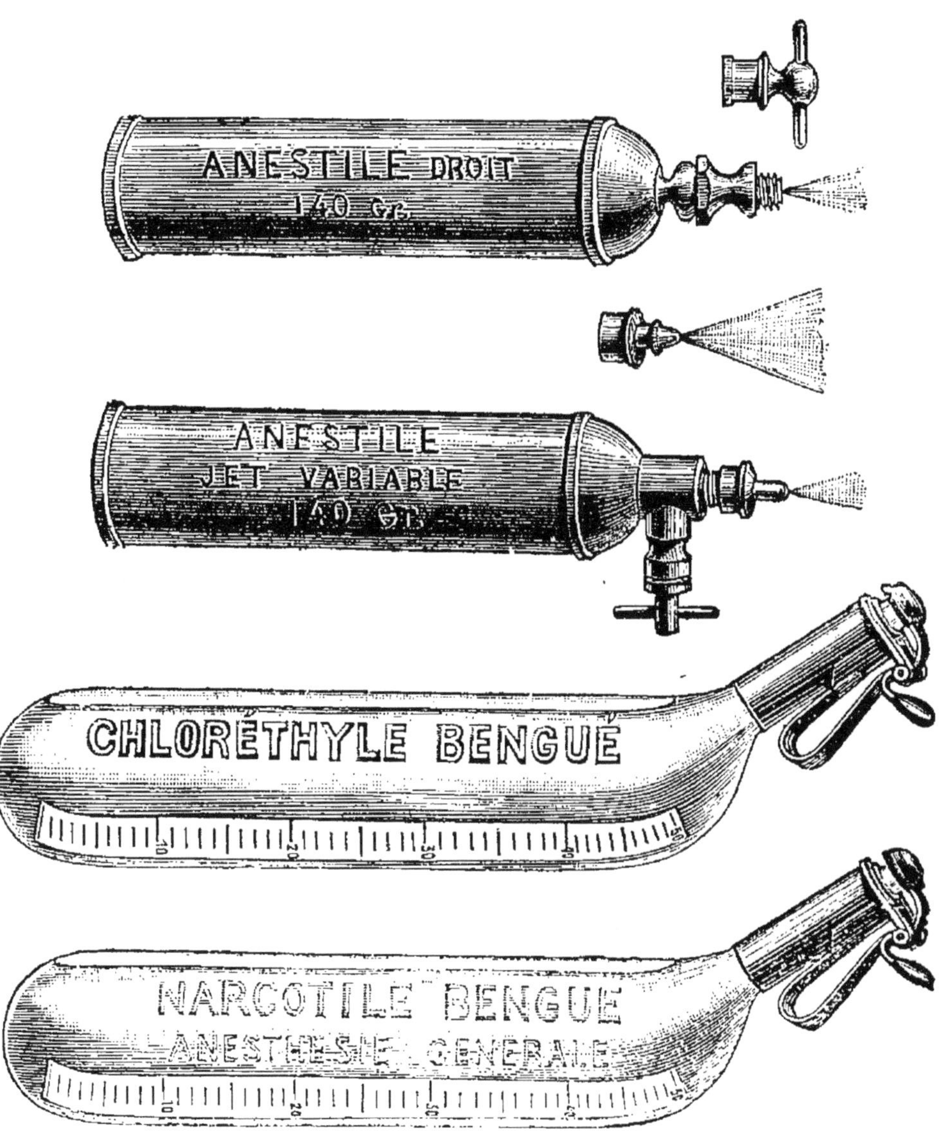

Bordeaux. — Impr. G. GOUNOUILHOU, rue Guiraude, 9-11.

www.ingramcontent.com/pod-product-compliance
Ingram Content Group UK Ltd.
Pitfield, Milton Keynes, MK11 3LW, UK
UKHW020456200726
13857UKWH00002B/731

9 782012 893207